Mosaik

Andy Fumolo

STRETCHING FÜR DEN RÜCKEN

Das ideale Trainingsprogramm für die Wirbelsäule

Zu mehr Flexibilität und Beweglichkeit
durch einfache und sanfte Übungen

Mit geringem Zeitaufwand

Mosaik Verlag

Fotos: Evelyn Hruby
Layout: Rita Gerstenbrand
Umschlaggestaltung: Martina Eisele
Umschlagfotos: Evelyn Hruby

Der Mosaik Verlag ist ein Unternehmen
der Verlagsgruppe Bertelsmann

© 1995 Mosaik Verlag GmbH, München / 5 4 3 2 1
Satz und Reproduktion: All-Star-Type Hilse, München
Druck und Bindung: Acione, Trento
Printed in Italy
ISBN 3-576-10426-7

INHALT

Der Autor

Andy Fumolo ist Diplomsportlehrer mit einer Spezialausbildung für Versehrtensport. Er hat sich besonders auf Rückentherapie spezialisiert. Nach Aufenthalten in San Francisco und Johannesburg lebt er seit vier Jahren in Wien und veranstaltet Seminare zusätzlich zu den Themen Motivation, Persönlichkeit, Kommunikation.

VORWORT

Schon ein alter römischer Arzt sagte, daß »körperliche Betätigung der beste Heiler der Natur« sei.

Hua Tuo, der berühmte Heiler aus der Han-Dynastie, bemerkte den engen Zusammenhang zwischen einem langen Leben und sportlicher Betätigung. Auf der Grundlage der Bewegungen von Tieren entwickelte er die »Athletischen Spiele der Fünf Kreaturen«.

Sun Si Miao aus der Tang-Dynastie war der Ansicht, daß man durch die Betätigung der Muskeln hundert Krankheiten vermeiden könne.

In Lü's Geschichte kann man lesen: »Fließendes Wasser fault nicht, und ständige Bewegung verhindert das Einrosten von Türangeln.«

Die Wirbelsäule weist zahlreiche Drehpunkte auf; sie muß deshalb stets in Bewegung gehalten werden, um nicht zu verkümmern und zu verfallen. Es enttäuscht mich immer wieder, daß diese Tatsache heutzutage in nur wenigen Büchern betont wird. Als ich von Andy Fumolo erfuhr, daß er an dem Buch »Stretching für den Rücken« arbeitet, war ich begeistert. Und nachdem ich es gelesen habe, bin ich fest davon überzeugt, daß dies die richtige Methode für moderne »Büromenschen« ist, die Stunde um Stunde, Tag für Tag, von früher Jugend an bis zur Pensionierung vor dem Computer sitzen. Liegt aber bereits Osteopathie vor, verfallen Gelenke und Knochengerüst – ist es für eine Heilung zu spät.

Schon der Gelbe Kaiser wies darauf hin, daß sich ununterbrochenes Lesen ungünstig auf das Blut auswirke, daß ständiges Liegen das Chi, die Lebensenergie, in Mitleidenschaft zöge, daß permanentes Sitzen die Muskeln schädige, daß langes Stehen die Knochen belaste und anhaltendes Laufen die Sehnen über Gebühr beanspruche.

Ich lege dieses Buch allen Büromenschen ans Herz, die Tag für Tag auf die Bildschirme ihrer Computer starren und den Großteil ihrer Zeit sitzend verbringen, so daß Schädigungen der Muskeln, Sehnen, Bänder und Wirbel unausweichlich sind – ganz zu schweigen von den Auswirkungen des alltäglichen Stresses und Drucks auf Geist und Körper.

Die rhythmischen, fließenden Bewegungen der in diesem Buch gezeigten Übungen orientieren sich an den natürlichen anatomischen und physiologischen Funktionen des menschlichen Körpers und sind deshalb angenehm und entspannend. Zweifelsohne ist Andy Fumolo ein ganz besonderer Therapeut – schon der Gelbe Kaiser pflegte zu betonen, daß ein erhabener Doktor die Menschen behandelt, bevor die Krankheiten auftreten.

Dr. Jun Retsu Hatoyama, San Francisco

HERZLICH WILLKOMMEN

zu einem Buch, das Ihr Leben hoffentlich entscheidend verändern wird.

Wußten Sie, daß bis zu 80 Prozent der Bevölkerung in den westlichen Industriestaaten an Rückenproblemen leidet? Ein Amerikaner meinte dazu einmal etwas zynisch: »Kein Mensch wird diese Welt verlassen, ohne zumindest einmal an starken Rückenschmerzen gelitten zu haben.«

Tatsächlich leben wir in einer degenerativen Welt. Viele der zum Teil hart erarbeiteten Vorteile haben auch viele Nachteile mit sich gebracht. So fordert der Wohlstand einer modernen, technisierten Welt – auf die wir nicht mehr verzichten möchten – seinen Tribut in einem Bewegungsmangel.

Einer der massivsten Gründe, warum so viele Menschen an Rückenschmerzen leiden, ist Einseitigkeit (ausgenommen natürlich die krankhaften Veränderungen der Wirbelsäule). Einseitigkeit hat viele Definitionen. Zum Beispiel »einseitige Überlastungen«: Nicht immer ist hier das ständige Heben von Lasten gemeint. Das einmalige, falsche Heben von Lasten kann schon Auslöser für irreparable Schäden sein.

Denken Sie auch an Arbeiten, die gebückt oder über dem Kopf verrichtet werden. Hausfrauen und Monteure sind davon besonders betroffen. Auch Mechaniker, die in verdrehten Positionen verklemmte Schrauben unter Muskelanstrengung öffnen müssen, und das oft mehrere Stunden am Tag.

Zahnärzte müssen meist viele Stunden täglich im Sitzen den Körper nach vorn neigen und zur Seite verdrehen. Sicherlich eine der anstrengendsten Positionen für die Wirbelsäule. Findet kein Ausgleich statt, sind die Folgen ein Rundrücken mit einer seitlichen Verschiebung und Verdrehung der Wirbelsäule.

Einseitigkeit steht also auch für lang anhaltende Positionen, zu denen kein Ausgleich geschaffen wird. Sie bewirken, daß sich bestimmte Muskelgruppen unterschiedlich stark ausbilden. Die aktiven Muskeln werden kräftiger, während ihre »Gegenspieler« schwächer werden. Die stärkeren Muskeln ziehen den Körper förmlich in eine Richtung. Doch leider ist diese Richtung die falsche, und es kommt zu Problemen.

Denken Sie an sitzende Tätigkeiten. Die Arme sind fast den ganzen Tag vor dem Körper. Um in dieser Position arbeiten zu können, müssen die Brustmuskeln angespannt werden, während der Gegenspieler, die obere Rückenmuskulatur, nur wenig aktiv ist. Wird zu dieser einseitigen Arbeitshaltung kein geeigneter Ausgleich geschaffen, verkürzt sich im Laufe der Zeit die Brustmuskulatur. Sie zieht die Schulter nach vorn, während die obere Rückenmuskulatur überdehnt und schwächer wird. Das Ergebnis ist ein runder Rücken.

Die unterschiedlichsten Berufe werden in einer typische Position mehrere Stunden täglich ausgeübt: Büroangestellte arbeiten fast den ganzen Tag am Schreibtisch und mehr und mehr an Computern. Ohne Ausgleich wird der Rücken über die Jahre hinweg immer runder. Chauffeuren ergeht es genauso.

Verkäufer, die den Großteil ihres Berufslebens stehend verbringen, werden im Laufe eines Tages müde. Sind wir müde, verliert der Geist oft die Kontrolle über den Körper. Wir lassen uns unbewußt »hängen«, halten uns irgendwie aufrecht. Damit wir nicht auf die Nase fallen, korrigiert der Körper im Lendenbereich. Wieder wird die Wirbelsäule einseitig belastet, mit der Folge, daß über Jahre hinweg massive irreparable Probleme entstehen können.

Doch denken wir nicht immer nur an die Belastungen, die durch ihre Einseitigkeit zu Problemen führen. Denken wir an die Passivität.

Passivität ist ebenfalls einseitig – zumindest dann, wenn sie zu häufig vorkommt. Ist es nicht auch ein Zeichen unserer Zeit, daß viele von uns passiv geworden sind und sich nur noch berieseln lassen? Der Körper bleibt passiv, bewegt sich kaum. Schlimmer noch – Geist und Seele verkümmern.

Passivität bewirkt, daß Muskeln sich zurückbilden – die Folge ist Muskelschwund. Muskeln bewegen nicht nur den Körper, sie haben auch eine wesentliche Stützfunktion. Sie stützen und schützen die Gelenke, die Wirbelsäule und halten den Körper aufrecht.

Wenn Sie jemals einen Gipsverband tragen mußten, dann wissen Sie, daß der ruhiggestellte Körperteil sehr dünn wird und die Muskeln erst wieder aufgebaut werden müssen. Ähnlich ergeht es auch den Astronauten im Weltraum. In der Schwerelosigkeit muß der Körper keine Widerstände überwinden. In der Folge kommt es schon bei einem einwöchigen Raumflug zu starken Rückbildungen der Muskeln. Wissenschaftler sind dabei, ein Fitneßgerät für den Weltraum zu entwickeln, das diesem Phänomen entgegenwirkt. (Sollten Menschen also jemals auf dem Mond leben, dann wird ein regelmäßiges Körpertraining sicherlich zum Alltag gehören.)

Einer meiner Studienkollegen prägte in einer Diskussion über richtige Ernährung das Zitat: »Jede extreme Form – ist extremst abzulehnen!«

Alles im Leben braucht seinen Ausgleich. Genauso müssen wir die Wirbelsäule und die eigene Gesundheit betrachten. Wir sind für unsere Gesundheit selbst verantwortlich. Nur wir selbst haben Schuld daran, wenn es Probleme gibt.

Es ist unsere Verpflichtung, gesund und ausgeglichen zu leben.

Wenn Ihr Leben Einseitigkeit in irgendeiner Form widerspiegelt, müssen Sie für einen gesunden, harmonischen Ausgleich sorgen. Ich wünsche mir, daß diese bewußte Lebensweise zu Ihrem persönlichen Lebensstil wird.

Sie haben zu diesem Buch gegriffen, weil Sie mit großer Wahrscheinlichkeit zu jenen Menschen gehören, die an Rückenproblemen leiden; die Tag für Tag mit der Ungewißheit aufwachen, ob der heutige Tag Schmerzen bringt oder nicht. Aber sicher gehören Sie zu jenen Menschen, die etwas gegen ihre Rückenschmerzen unternehmen wollen. Ich möchte Sie bei Ihrem Entschluß, selbst Verantwortung für die eigene Gesundheit zu übernehmen, so gut wie möglich unterstützen. Lassen Sie sich von Ihrem Weg nicht abbringen, es ist der richtige. Sie selbst können etwas verändern, Sie müssen es nur wirklich wollen.

Und dazu heiße ich Sie herzlich willkommen – zu einem neuen Lebensstil, den ich Aktivität nennen möchte.

Meine große Herausforderung liegt darin, Sie zu motivieren: Motivation für das richtige Feingefühl für Ihre Wirbelsäule und für Ihren Körper. Motivation für das neue Bewußtsein, selbst Verantwortung zu übernehmen. Motivation für täglich 15 Minuten sanfte, gymnastische Übungen. Erlauben Sie mir, Ihr Wegbegleiter zu einem gesunden Rücken zu sein. Lassen Sie uns gemeinsam versuchen, täglich etwas mehr zu erreichen und täglich Fortschritte zu machen. Sie werden sehen, in kurzer Zeit sind die erzielten Veränderungen weit größer, als Sie es sich je vorstellen konnten. Sie benötigen dazu nicht mehr als Ihre Bereitschaft, täglich aktiv zu sein, täglich einen gesunden Ausgleich für Ihre Wirbelsäule zu suchen und diesen auch zu schaffen. Gemeinsam wollen wir den Rücken stärken, verkürzte Muskeln dehnen und durch spezielle Übungen für mehr Beweglichkeit in der Wirbelsäule sorgen.

Ich möchte Sie dazu animieren, die Übungen regelmäßig zu machen. Lassen Sie mich die Betonung auf regelmäßig legen – einmal oder hin und wieder zu üben, nützt nichts. Wenn Sie wirklich gesund sein möchten, müssen Sie regelmäßig üben.

Um das bestmögliche Ergebnis für Sie zu erreichen, haben wir auch ein Videoprogramm entwickelt. Mehr davon erfahren Sie am Ende des Buches.

Ich wünsche Ihnen viel Erfolg auf Ihrem Weg zu einem gesunden Rücken.

Ihr Andy Fumolo

DIE WIRBELSÄULE

Die Wirbelsäule ist ein Meisterwerk. Eine Konstruktion, die beweglich und stabil zugleich ist. Eingebettet in das Becken, trägt sie den Kopf und stützt dabei den Schultergürtel. Sie besteht aus einzelnen Wirbelkörpern, die beweglich miteinander verbunden sind. Muskeln und Bänder umhüllen die Wirbelsäule und sorgen für Stabilität.

Ganz gleich, wohin sich der Körper bewegt und wie er bewegt wird, die Wirbelsäule hat die Aufgabe, jede Position zu balancieren, auszugleichen und den Körper aufrecht zu halten. Sie ist an jeder Bewegung des Körpers beteiligt. Zudem bietet sie dem Rückenmark Schutz und ist Ansatzpunkt vieler Muskeln.

In der Entwicklungsgeschichte ist der Mensch als Zweibeiner mit aufrechtem Gang noch sehr »jung«. Um aufrecht leben zu können, mußte sich das Skelett entscheidend verändern.

Allmählich entstand ein Rückgrat mit vier Wölbungen (siehe Abb. Seite 14), denn ein gebogenes Rückgrat ist stärker, flexibler und kann der Schwerkraft besser entgegenwirken.

Überbelastungen beeinträchtigen das Gleichgewicht dieser Konstruktion. Das ist der Grund, warum viele Menschen ab einem gewissen Alter an Rückenschmerzen leiden.

Ich werde zunächst die Probleme ansprechen, die am Rücken entstehen können; anschließend auch die Probleme anderer Körperteile, damit Sie Ihre Körperhaltung besser verstehen und imstande sind, Fehlhaltungen und -beanspruchungen entgegenzuwirken.

Lernen Sie, zu erkennen, was Ihnen guttut und was nicht. Haben Sie einmal erkannt, was Sie falsch machen, wird es für Sie ein leichtes sein, dies auch zu ändern. Wenn Sie genügend Sensibilität und Wissen über Ihre Wirbelsäule entwickelt haben, wird es Ihnen möglich sein, falsche Bewegungen wahrzunehmen und diese zu vermeiden.

Wie ist die Wirbelsäule aufgebaut?

Die Wirbelsäule besteht aus 33 bzw. 34 Wirbelkörper. Die oberen 34 Wirbel sind beweglich: 7 Hals-, 12 Brust- und 5 Lendenwirbel. Die daran anschließenden 5 Kreuzbeinwirbel sind gegeneinander nicht mehr beweglich, sondern zu einem einheitlichen Knochen, dem Kreuzbein, verschmolzen. Das gleiche gilt für die 4 bis 5 untersten Wirbel, die das Steißbein bilden.

Um eine abfedernde Wirkung zu ermöglichen, ist die Wirbelsäule doppelt S-förmig gekrümmt. Diese S-Form ist eine wichtige Voraussetzung für eine gesunde Wirbelsäule.

Aufgrund ihrer unterschiedlichen Funktion sind die Wirbelkörper nicht alle

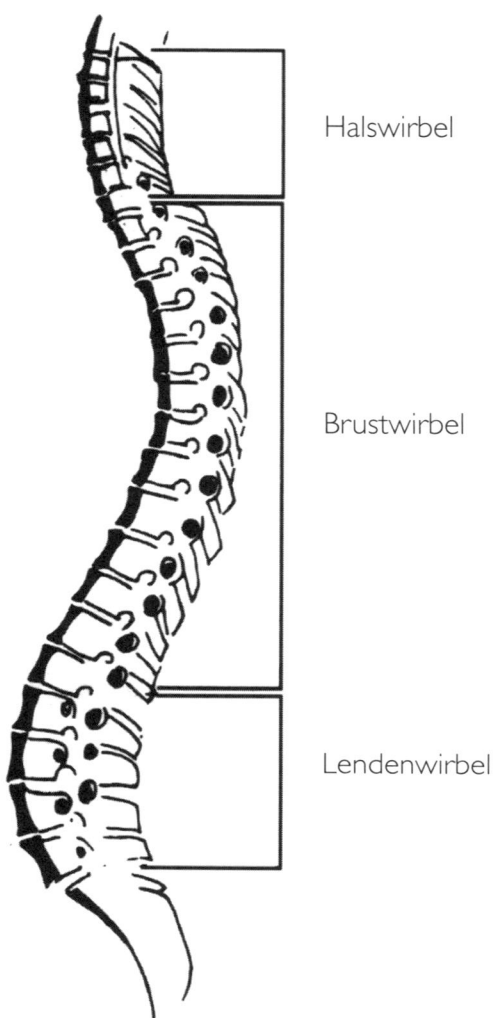

Halswirbel

Brustwirbel

Lendenwirbel

die Rückenmarksnerven. Zwischen je zwei Wirbelkörpern befinden sich rechts und links kleine Löcher, aus denen die Bewegungsnerven aus- und die Gefühlsnerven eintreten. Die Bewegungsnerven senden Reize vom Gehirn zu den Muskeln, die Gefühlsnerven senden Signale vom Körper zum Gehirn.

Eine Reihe von straffen und elastischen Bändern sowie die Bandscheiben, deren wichtige Funktion ich ausführlich erklären werde, sorgen dafür, daß sich die einzelnen Wirbelkörper nicht gegeneinander verschieben.

Um die Beweglichkeit der Wirbelsäule zu erhalten, befinden sich zwischen jedem Wirbelpaar knorpelige Scheiben, die sogenannten Bandscheiben. Sie bestehen aus einem äußeren, bindegewebigen Ring und einem weichen, gallertartigen Kern. Im gesunden Zustand machen sie ungefähr ein Viertel der Gesamtlänge der Wirbelsäule aus.

Ohne Bandscheiben würde die Wirbelsäule versteifen. Lassen Sie mich erklären, warum: Die Wirbelkörper bestehen aus Knochen. Immer dort, wo Knochenmasse direkt auf eine andere Knochenmasse trifft, setzt Kallusbildung ein, und die beiden Knochen wachsen zusammen. Derselbe Vorgang findet bei einem gebrochenen Knochen statt. Die beiden Knochenenden der Bruchstelle werden aneinandergelegt und durch einen Gips-

gleich geformt. Sie nehmen von oben nach unten an Größe und Stärke zu, weil der untere Bereich der Wirbelsäule größeren Belastungen ausgesetzt ist als der obere.

Die einzeln aneinandergereihten Wirbelkörper bilden in der Mitte einen Kanal, den Rückenmarkskanal. In ihm verlaufen

verband ruhiggestellt. Durch Kallusbildung wächst die Bruchstelle wieder zusammen. Und das in ziemlich kurzer Zeit.

Immer dort, wo die Natur Beweglichkeit verlangt, werden Knochen durch Knorpel getrennt. Bei den Gelenken sind die Knochenenden mit einer Knorpelschicht überzogen, die ein Zusammenwachsen verhindert. Ist diese Knorpelschicht beschädigt oder durch Überbeanspruchung abgenutzt, setzt Kallusbildung ein, die Knochenenden wachsen zusammen und das Gelenk versteift.

Erkennen Sie, wie wichtig die Bandscheiben für die Beweglichkeit der Wirbelsäule sind? Sie verhindern, daß die Wirbelkörper miteinander verwachsen!

Die Bandscheiben haben aber noch eine weitere Aufgabe zu erfüllen. Sie müssen jeden Schritt, jeden Aufprall, sprichwörtlich jede Bewegung abfedern und dämpfen. Um diese stoßdämpfende Wirkung zu erfüllen, sind sie mit einer zähen, wasserähnlichen Flüssigkeit gefüllt.

Die Bandscheiben sind beweglich, besitzen aber keine Nerven und werden auch nicht mit Blut versorgt. Dennoch können sie schlimme Schmerzen verursachen. Zum Beispiel bei einem Bandscheibenvorfall, wenn der zähe Gallertkern durch Überbelastung in seine Umgebung austritt. In einer solchen Situation ist eine medizinische Betreuung unumgänglich. Trotzdem sind nach einem Bandscheiben-

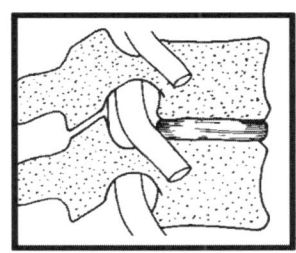
Gesunde Bandscheibe.

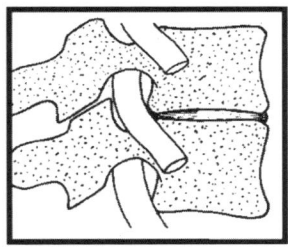
Abgenutzte Bandscheibe: Der Abstand zwischen den Wirbelkörpern ist reduziert.

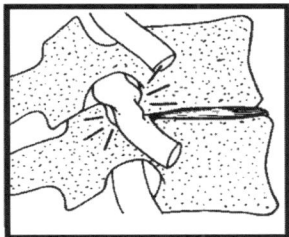
Der abgerutschte Wirbelkörper drückt auf den Nerv.

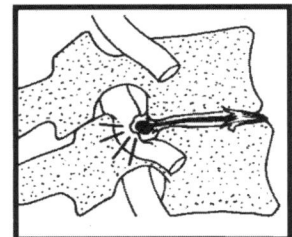
Bandscheibenvorfall: Der Gallertkern tritt aus und drückt auf den Nerv.

vorfall eine gerade Haltung und ausgleichende Übungen nützlich. Vornüberbeugungen sollten auf jeden Fall vermieden werden.

Zurück zu den seitlich angelegten Wirbellöchern, aus denen Nerven aus- bzw. eintreten. Wie Sie wissen, ist es die Aufgabe der Bandscheiben, die einzelnen Wirbelkörper voneinander getrennt zu halten und eine Versteifung zu verhindern. Um die Pufferwirkung zu ermöglichen, haben die Bandscheiben, abgestimmt auf ihre Plazierung, unterschiedliche Stärken. Die Natur hat alles aufeinander abgestimmt: Nur in einer aufrechten Haltung

15

können diese Nerven frei und ungehindert passieren.

Sind die Bandscheiben abgenutzt, oder werden durch einseitige Belastungen und Fehlhaltungen die Wirbelkörper aus ihrer Balance gedrückt, verengen sich die Wirbellöcher. Es kann zu einem Druck auf die Nerven kommen – Schmerzen und Irritationen treten auf. Sind Bewegungsnerven verletzt, also die »austretenden« Nerven, sind bestimmte Bewegungen nur unter Schmerzen oder im schlimmsten Fall gar nicht möglich.

Aber auch bei Gefühlsnerven kann es zu Irritationen kommen, je nachdem, welchen Teil des Körpers der beleidigte Nerv versorgt.

Bis zu einem gewissen Grad drehen und strecken wir die Wirbelsäule täglich. Da die unteren Wirbel jedoch nur selten bewegt werden, findet in dieser Körperregion nur mangelnde Zirkulation statt. Erstaunlich ist, daß viele Rückenprobleme einen aufsteigenden Verlauf haben. Oft beginnen Schmerzen im Lendenbereich und steigen bis zum Hals auf. Daher haben Übungen, die die Becken- und Hüftregion beweglich machen, eine entspannende Wirkung auf den gesamten Rücken. Mobilitätsübungen lösen Verspannungen und wirken positiv auf das gesamte Wohlbefinden.

Fazit: Der kleinste Fehler im Rückgrat schwächt sofort das gesamte Nervensystem. Im Sinne der Gesunderhaltung sind wir also verpflichtet, regelmäßig Ausgleich zu den alltäglichen Belastungen zu schaffen. Ein aufrechter Gang und eine aufrechte Haltung sind Voraussetzung für eine gesunde Wirbelsäule. Da das aber im Alltag meist nicht möglich ist, müssen wir selbst für den richtigen Ausgleich sorgen – in Form von richtiger Bewegung und schonender Gymnastik.

DIE HÄUFIGSTEN PROBLEME —

Beantworten Sie bitte die folgenden Fragen:
Wieviel Zeit des heutigen Tages haben Sie im Sitzen verbracht? War es nur während der Arbeit oder auch auf dem Weg zur Arbeit, war es im Auto von der Arbeit nach Hause, beim Entspannen am Abend vor dem Fernseher? Ergänzen Sie diese Aufzählung anhand Ihrer eigenen Erfahrungen. Haben Sie also 70, 80 oder 90 bis 95 Prozent des Tages sitzend verbracht?

Ganz gleich, wie das Ergebnis ausfällt, für die meisten von uns ist der Prozentanteil zu hoch. Viele Menschen vergessen, einen Ausgleich zum einseitigen Alltag zu schaffen. Das Ergebnis sind Rückenprobleme in verschiedenster Form.

Ähnlich ist es bei stehenden Tätigkeiten. Über kurz oder lang wird der Körper müde, die Schultern beginnen nach vorn zu hängen: die typische Ermüdungshaltung.

Wenn Sie eine bestimmte Haltung einen Großteil des Tages einnehmen, wird diese zur Gewohnheit. Das heißt, daß Sie Ihre schlechte Haltung nicht mehr wahrnehmen. Es kommt zu Veränderungen an der Muskulatur, am Skelett – und es treten Schmerzen auf.

Der Schmerz ist das eindeutige Zeichen, daß etwas nicht in Ordnung ist. Nur ist es dann meist schon zu spät und Schädigungen sind bereits aufgetreten.

Einseitigkeit vermeiden

Ich weiß, daß ein Großteil des üblichen Tagesablaufs schwer zu ändern ist. Er ist Teil unserer Routine, mehr oder weniger vorgegeben. Versuchen Sie einfach nur, zu erkennen, was in dieser Zeit mit Ihrem Körper passiert. Wenn Sie bewußt Ihren Körper wahrnehmen, wird es für Sie eine Kleinigkeit sein, Belastungen zu vermeiden. Sie werden verstehen, wie wichtig therapeutische Ausgleichsübungen für Ihre Gesundheit sind.

Lassen Sie mich anhand eines Beispiels verständlich machen, was ich meine:
Sie arbeiten in einem Büro und verbringen den Großteil des Tages an einem Schreibtisch. Sind Sie sich wirklich Ihrer Körperhaltung bewußt, in der Sie am Schreibtisch arbeiten? Manche können diese Frage vielleicht bejahen, die meisten jedoch nicht.

Lesen Sie bitte langsam weiter, und versuchen Sie, in Ihren Körper hineinzuhorchen. Versuchen Sie, bewußt wahrzunehmen, in welcher Position sich Ihr Körper befindet. Wie halten Sie Ihre Schultern, wenn Sie am Schreibtisch sitzen und arbeiten? Sind sie gerade oder nach vorn gerundet? Wahrscheinlich sind sie nach vorn gerundet, denn das ist ganz normal, wenn am Tisch gearbeitet wird. Die meisten von uns nehmen diese Körperhaltung acht Stunden täglich ein, manche sogar länger.

Gehen Sie nach der Arbeit zu Fuß nach Hause? Gönnen Sie sich und Ihrem Körper die Möglichkeit, sich zu bewegen? Die meisten steigen in ein Auto, in den Bus oder die Straßenbahn und fahren nach Hause.

Wie sitzen Sie im Auto? Aha, schon sind die Schultern nach vorn gezogen, denn sonst könnten Sie Ihre Hände nicht am Lenkrad haben.

Und dann gibt es Abendessen zu Hause. Sie sitzen wieder an einem Tisch und müssen – schon wieder – die Schultern nach vorn ziehen. Anschließend vielleicht etwas Entspannung auf dem Sofa ...

Nun, ich brauche es nicht mehr zu sagen, denn Sie wissen es bereits – schon wieder sind die Schultern vorn und der Rücken ist rund.

Ich möchte Ihnen keine Lektion erteilen, wie Sie Ihren Tag gestalten sollen. Ich möchte Ihnen auch nicht sagen, daß Sie immer auf die richtige Körperhaltung achten müssen. Ich möchte Ihnen lediglich einige Zusammenhänge erklären.

Was haben die nach vorn gezogenen Schultern mit der Wirbelsäule zu tun?

Alles im Leben ist Balance

Es scheint, daß vieles im Leben durch Gegensätze bedingt ist. Wo es Gewinner gibt, muß es auch Verlierer geben. Was auf der einen Seite etwas bewirkt, hat auf der anderen eine gegensätzliche Reaktion zur Folge. Genauso ist es bei unserem Beispiel.

Die nach vorn gezogenen Schultern sind der Auslöser für eine ganze Serie von Reaktionen. Rein äußerlich sehen wir, daß der Rücken rund wird. Damit der Körper die Schultern nach vorn zieht, müssen die Brustmuskeln angespannt sein. Demzufolge werden die Rückenmuskeln gedehnt. Erkennen Sie die gegensätzliche Reaktion auf der anderen Seite? Soviel zur muskulären Reaktion. Was passiert aber mit der Wirbelsäule selbst?

Diese wunderbare statische Konstruktion gerät aus ihrem dynamischen Gleichgewicht. Werden zum Beispiel die Schultern nach vorn gezogen, dann verändert dies die Statik. Die Wirbelsäule muß das nun durch ihre bewegliche Verbindung zu jedem einzelnen Wirbel ausbalancieren. Die Brustwirbelsäule krümmt sich nach vorn und wird einseitig belastet. Es entsteht einseitiger Druck auf die Bandscheiben in diesem Bereich. Über kurz oder lang kommt es zu Abnutzungen. Erkennen Sie schon – oder besser fühlen Sie schon, was in Ihrem Körper vorgeht? Die phantastische Konstruktion Wirbelsäule ist aus ihrem Gleichgewicht gebracht.

Kennen Sie Yin und Yang? Eine uralte asiatische Weisheit. Das Gleichnis von den Gegensätzen. Alles im Leben besteht aus Gegensätzen. In der fernöstlichen Philosophie ist das vollkommen klar und natürlich. Stellen Sie sich den Gegensatz von männlich und weiblich vor. Nach Yin und Yang trägt jeder Mensch gleich viel Männliches wie Weibliches in sich. Wenn dieses harmonische Gleichgewicht gestört ist, wenn einer der beiden Teile Übermacht bekommt, spricht man von seelischen Störungen, die zu Krankheiten führen können. (Es wäre schön, wenn wir dieser Philosophie in der westlichen Welt mehr Aufmerksamkeit schenken würden.)

Ähnlich ist es mit der Wirbelsäule. Wird eine Muskelgruppe zu sehr beansprucht, löst dies Störungen aus, die Probleme schaffen und zu Beschwerden führen. Eigentlich ist das ganz einfach verständlich, wenn wir die Natur als Ratgeber akzeptieren: Alles im Leben muß in der Balance bleiben.

HOHLKREUZ

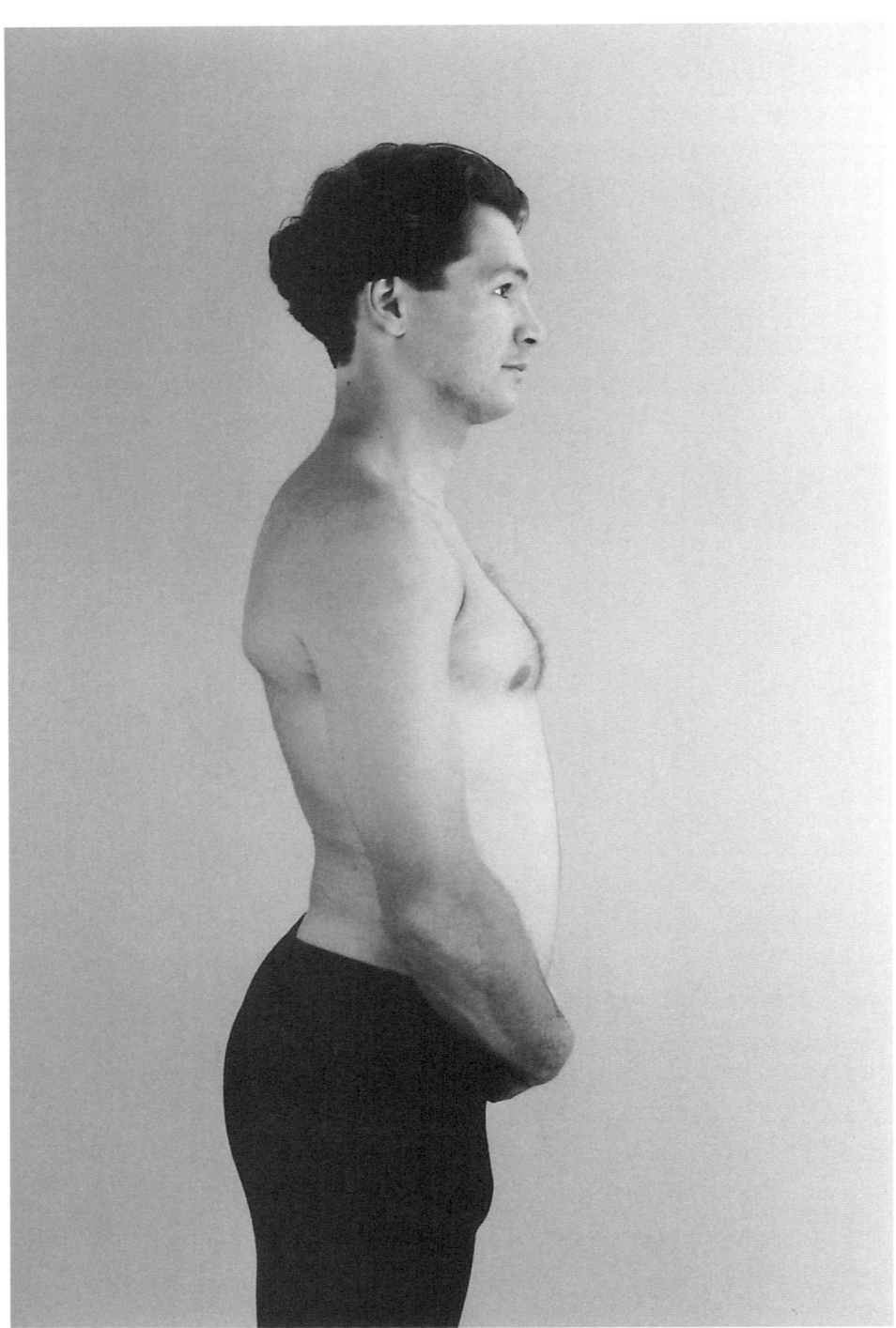

Das Hohlkreuz ist sicher der häufigste Haltungsfehler. Ich verwende bewußt das Wort Haltungsfehler, weil ein Hohlkreuz leicht zu korrigieren ist. Voraussetzung ist natürlich, daß diese Haltungsschwäche rechtzeitig erkannt und durch ein ausgleichendes Bewegungsprogramm korrigiert wird.

Meist beginnt eine Hohlkreuzhaltung schon im Kindesalter. »Steh aufrecht! Geh gerade! Sitz ordentlich!« Kommandos, die fast jedem aus der Kindheit und Jugendzeit in Erinnerung geblieben sind. Es sind gutgemeinte Ratschläge, die oft schlimme Folgen haben. Wer anderen helfen möchte, muß den ganzen Menschen betrachten und nicht nur eine kleine Funktion. In unserem Beispiel muß der ganze Körper des Jugendlichen in Betracht gezogen werden. Sie werden gleich sehen, warum.

Kinder und Jugendliche, die den Kommandos der Eltern gehorchen, reagieren oft durch Herausstrecken der Brust. Optisch gesehen entsteht dadurch eine aufrechte Körperhaltung. Aber allzu oft werden durch das Herausstrecken der Brust die Muskeln im Lendenbereich verkürzt.

Bleibt die Verkürzung der Muskeln erhalten, kommt es zu einer Fehlhaltung. Beim Hohlkreuz kippt das Becken nach vorn. Das heißt, die ursprünglich horizontale Beckenachse sinkt nach vorn ab. Die Wirbelsäule reagiert auf diese Verände-rung in der Statik. Im Sinne ihrer gegebenen Aufgabe gleicht sie die Fehlhaltung aus und unternimmt alles, um eine aufrechte Körperhaltung zu ermöglichen. Würde die Wirbelsäule die falsche Beckenstellung nicht korrigieren, wäre die Folge davon ein Sturz auf die Nase, da sich der ganze Oberkörper nach vorne neigen würde.

Um eine aufrechte Haltung zu erhalten, werden die Muskeln im Lendenbereich angespannt, wodurch sich die Krümmung in der Lendenwirbelsäule verstärkt. Ein Hohlkreuz ist also eine überstarke Lendenkrümmung.

Was sind die Folgen einer Hohlkreuzstellung? Eine einseitige Abnutzung der Bandscheiben im Lendenbereich und damit verbunden eine Reizung der ein- und austretenden Nerven – meist des Ischiasnervs. Das Spannungsbild der Muskeln zeigt eine verkürzte Muskulatur im Lendenbereich. Diese Muskeln setzen am oberen, hinteren Beckenrand an und ziehen diesen nach oben. Im Gegensatz dazu ist die Bauchmuskulatur meist erschlafft.

Die Muskulatur der vorderen Oberschenkel ist verkürzt. Diese Muskeln setzen am vorderen Beckenrand an und ziehen diesen nach unten. Die Gesäßmuskulatur, der Po, ist bei einem Hohlkreuz meist schlaff. Als Folge steht der Po nach außen.

21

RUNDRÜCKEN

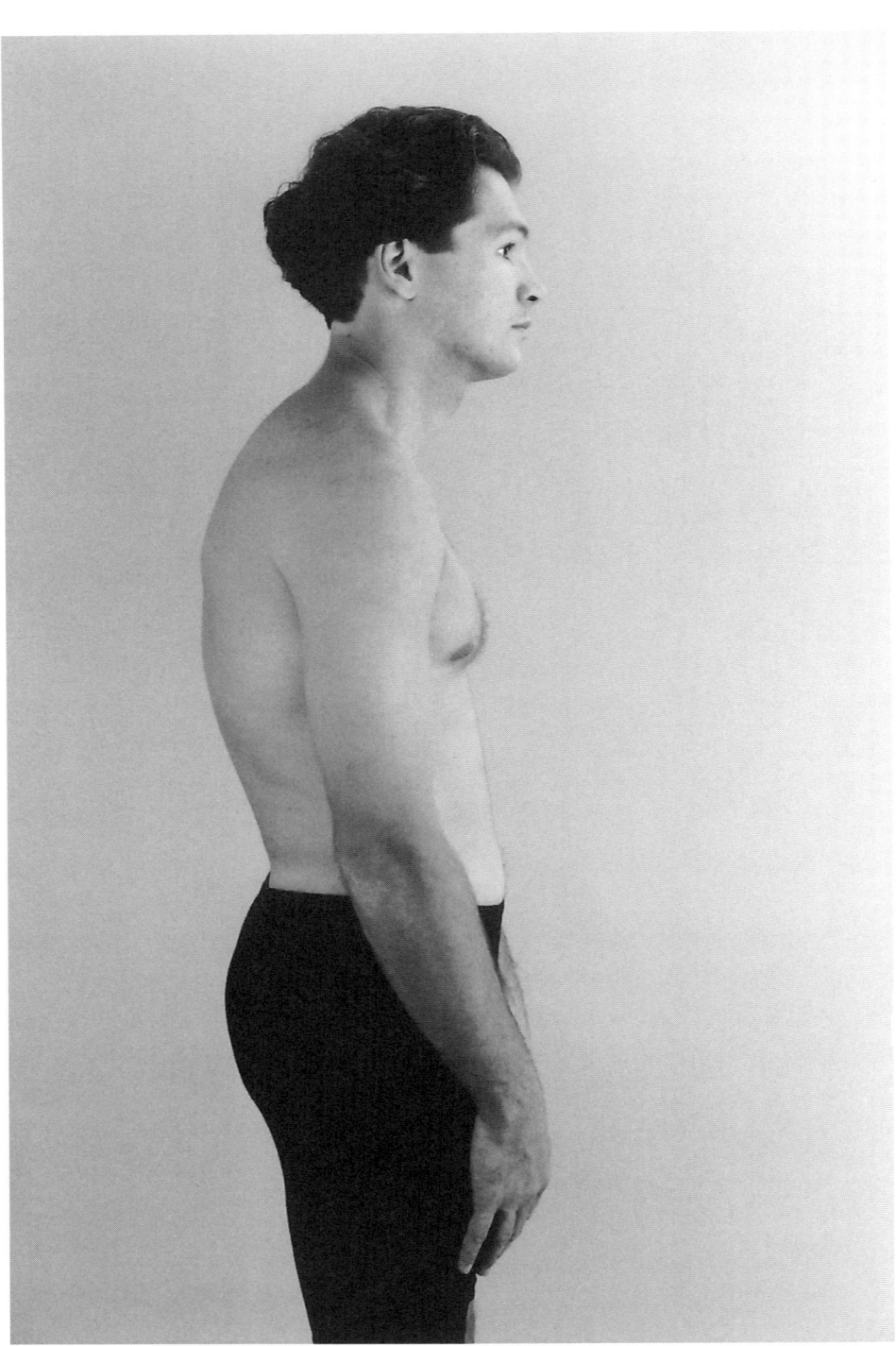

Ein runder Rücken entsteht meist im Alter durch Abnutzung. Die Schultern werden dabei nach vorn gezogen und geben so dem Rücken seine runde Form. Ich brauche Ihnen dazu nicht viel zu erzählen, denn Sie kennen diese Erscheinung: zum erstenmal meist in der Pubertät, wenn der Körper so schnell wächst, daß er sich oft nicht an die veränderte Situation anpassen kann. Meist sind es einsichtige Mütter, die ihre Kinder zu einer richtigen Haltung motivieren. Ich kann das nur befürworten, denn wir können nicht früh genug damit beginnen, uns um unseren eigenen Körper zu kümmern. Wenn wir nicht rechtzeitig Fehlhaltungen erkennen und Verantwortung für die eigene Gesundheit übernehmen, werden es später andere für uns tun. Also warum warten, wenn es doch so einfach ist, seine Gesundheit zu erhalten. Haben Sie schon eine Vorstellung, wie das muskuläre Bild bei einem Rundrücken aussieht? Versuchen Sie diese Frage selbst zu beantworten, und vergleichen Sie erst danach die Abbildung und die Erklärung.

Die Brustmuskulatur ist verkürzt und zieht dadurch die Schultern nach vorn. Demzufolge ist die obere Rückenmuskulatur überdehnt. Durch einen runden Rücken sinkt der Kopf nach vorn. Um den Kopf trotzdem aufrecht halten zu können, ist die Nackenmuskulatur ver-

kürzt, während der Hals überdehnt ist. Sie sehen, es ist immer das Gegenspiel im Körper, sonst würden die statischen Prinzipien nicht funktionieren. Eine richtige Bewegungstherapie setzt bei diesen Erscheinungen an und wirkt genau der Fehlhaltung entgegen: Dehnung der Brustmuskulatur, Kräftigung der oberen Rückenmuskulatur, Dehnung der Nackenmuskeln und Kräftigung der vorderen Halsmuskulatur.

SKOLIOSE

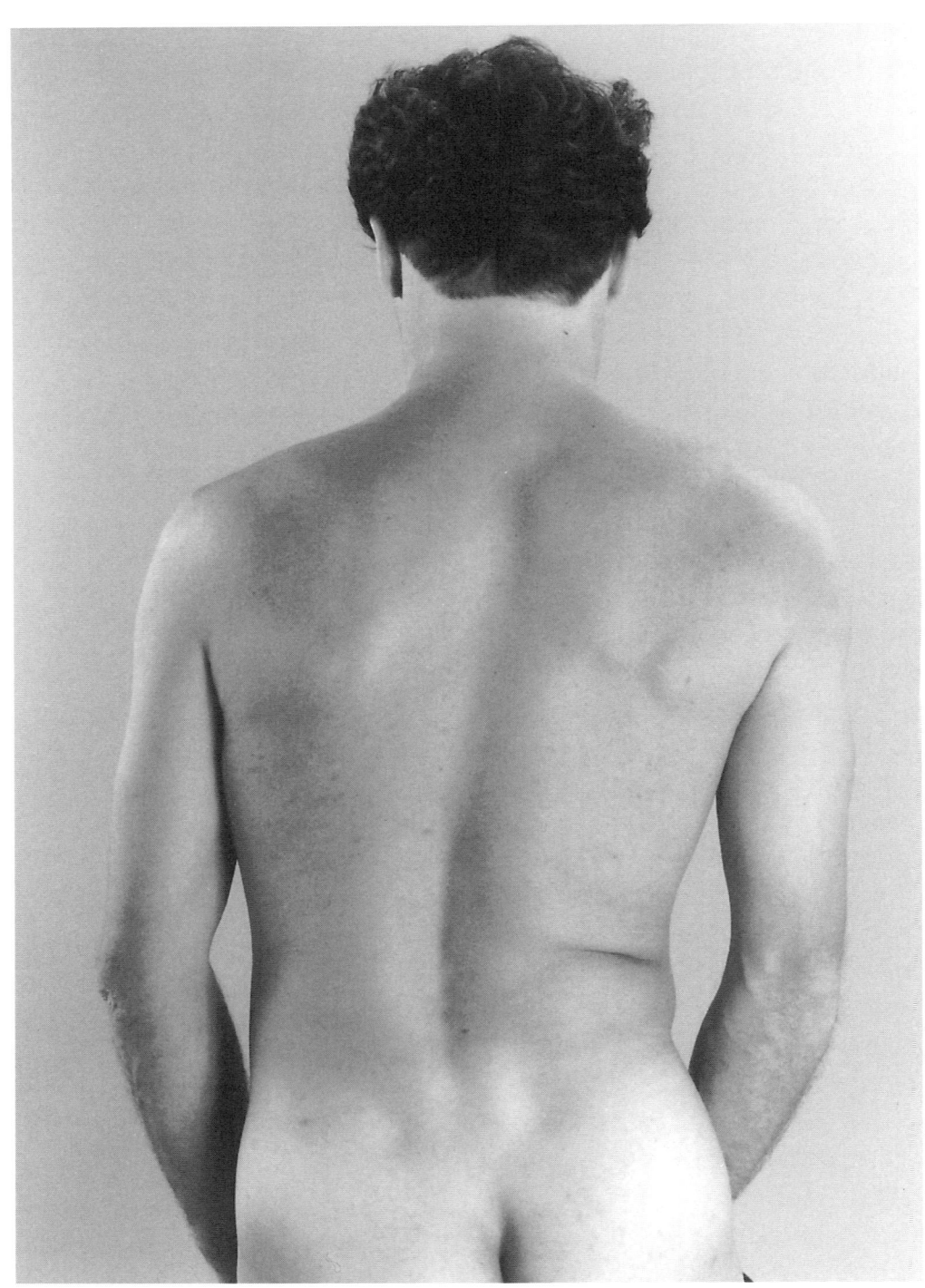

Bei der Skoliose neigt sich das Becken nicht nach unten, sondern zur Seite, wodurch eine S-förmige Verschiebung der Wirbelsäule entsteht. Die Gründe hierfür sind sehr unterschiedlich.

Ein kürzeres Bein zum Beispiel bewirkt, daß eine Hüfte höher steht als die andere. Die Wirbelsäule muß das ausgleichen und produziert eine Skoliose. Meist kann hier die Differenz mit einer Einlage im Schuh ausgeglichen werden.

Zu ähnlichen Komplikationen kann es kommen, wenn Sie zum Beispiel an einem Computer arbeiten, der Bildschirm seitlich von Ihnen angebracht ist und Sie immer zu einer Seite blicken müssen. Durch einen Schulterhochstand wird eine Körperseite mehr beansprucht als die andere. Betrachten Sie die Abbildung: Die rechte Hüfte ist höher als die linke, es kommt zu einer Skoliose. Versuchen Sie herauszufinden, welche Muskeln verkürzt und welche überdehnt sind.

In unserem Beispiel sind die Muskeln im Lenden- und Taillenbereich auf der rechten Seite verkürzt, jene auf der linken Seite sind gedehnt. Nachdem es sich um eine S-förmige Verschiebung der Wirbelsäule handelt, ergibt sich im Schulterbereich die entgegengesetzte Reaktion. Die linke Seite ist verkürzt, während die rechte gedehnt ist.

Die richtige Bewegungstherapie muß zuerst die Ursache für die Skoliose herausfinden. Erst dann kann eine gezielte Bewegungstherapie stattfinden: Dehnung der verkürzten Seite, Kräftigung der gedehnten Seite.

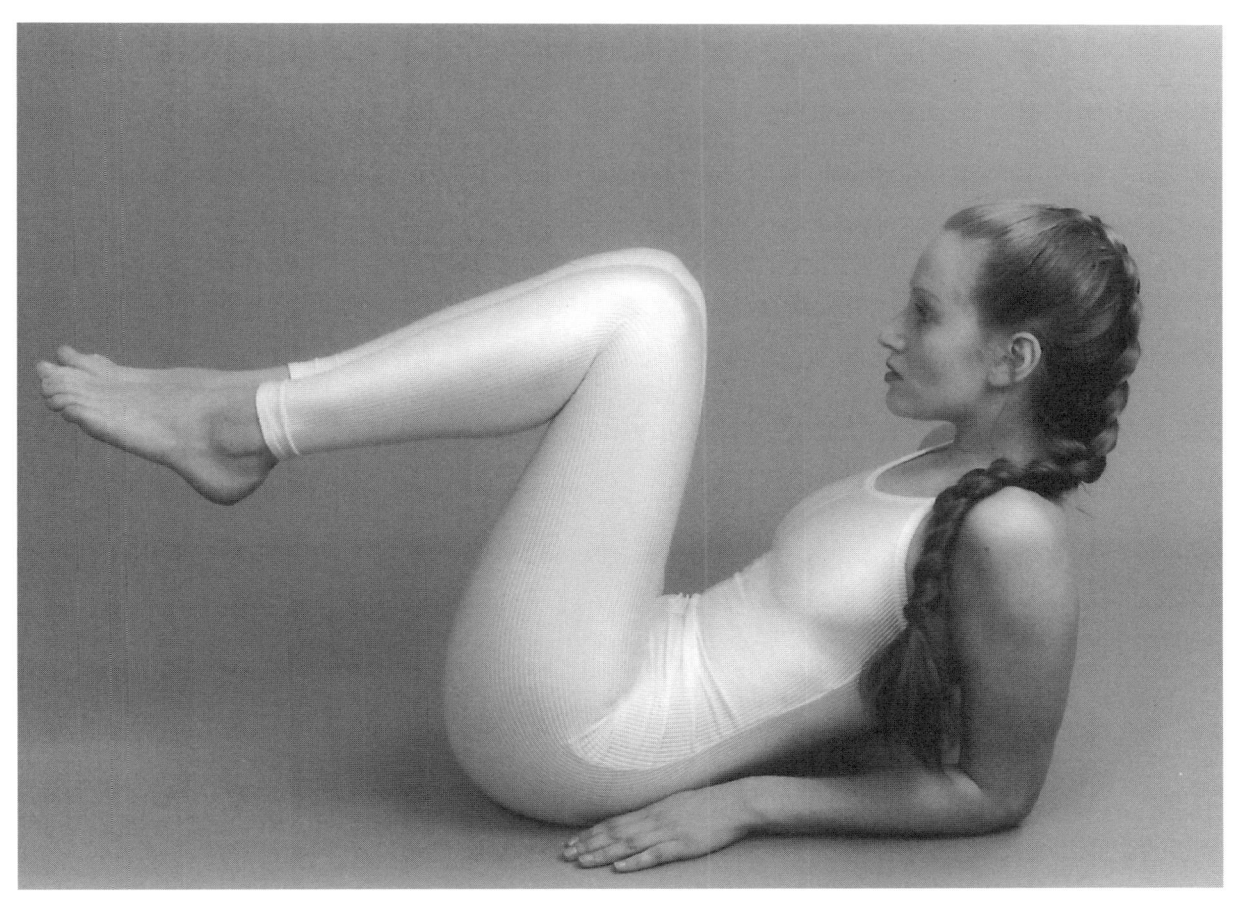

DIE
ÜBUNGEN

SO ÜBEN SIE RICHTIG

Bevor Sie mit Ihrem regelmäßigen Übungsprogramm beginnen, sollten Sie die folgenden Zeilen sorgfältig lesen:

Für jede sportliche Betätigung gibt es eigene Regeln, die es wert sind, beachtet zu werden. Alles, was wir gemeinsam tun, dient der Gesunderhaltung.

Wenn Sie die angeführten Regeln während des Übens beachten, werden Sie auch die bestmöglichen Resultate erzielen.

WICHTIGE GRUNDREGELN

Spaß und Freude sind die obersten Gebote zum Erfolg.
Zwingen Sie sich nicht zu den Übungen, sondern machen Sie sie einfach, weil es Ihnen Spaß bereitet. Sie werden sehen, mit Spaß am Leben vergehen die Rückenschmerzen fast von selbst.

Jeder kann diese Übungen machen.
Sollten Sie an einem akuten Rückenproblem leiden (zum Beispiel Bandscheibenvorfall oder ähnliches), bitte ich Sie, sich zuerst mit Ihrem Arzt zu besprechen. Bitte lesen Sie die genaue Beschreibung der Übungen, oder sehen Sie sich das Video an. Bevor Sie intensiv üben, sollten Sie sich mit den exakten Bewegungsabläufen vertraut machen.

Schmerz ist tabu. Keine Übung darf Schmerzen bereiten.
Dies ist ein besonders wichtiger Leitsatz. Überlegen Sie: Wie kann jemand Spaß und Freude empfinden, wenn er gleichzeitig Schmerzen verspürt? Also, sollten Sie Schmerzen haben, machen Sie eine Pause. Halten die Schmerzen an, fragen Sie Ihren Arzt.

Wärmen Sie Ihren Körper auf.
Bevor Sie Dehnübungen ausführen, müssen Sie den Körper aufwärmen. Ein erwärmter Muskel ist besser durchblutet. Dadurch wird er elastischer und geschmeidiger. Kurz, er läßt sich besser dehnen. Zum Aufwärmen bieten sich die verschiedensten Möglichkeiten an. Gehen Sie oder besser marschieren Sie auf der Stelle. Nehmen Sie dabei die Knie hoch, und betonen Sie den Armeinsatz. Um eine möglichst ganzkörperliche Durchblutung zu erzielen, müssen Sie die Armbewegung variieren. Im Rhythmus die Arme über den Kopf hoch strecken, Arme beugen und strecken, Arme seitlich hoch und tief. Eine andere Möglichkeit ist, fünf Minuten im Treppenhaus auf und ab zu laufen.

Hören Sie auf Ihren Körper.
Ein gutes Körperempfinden soll zu Ihrem neuen Lebensstil beitragen. Lernen Sie, auf die Signale Ihres Körpers zu horchen. Nicht nur, wenn Sie üben, sondern auch im Alltag. Entwickeln Sie ein feines Gespür dafür, ob Ihr Körper sich in Harmonie, im Gleichgewicht befindet.
Üben Sie niemals mit vollem Magen. Warten Sie mindestens zwei Stunden nach den Mahlzeiten, bevor Sie mit Ihrem Programm beginnen.

Atmung ist ein wichtiges Gebot.
Atmen Sie immer ruhig und gleichmäßig. Auch dann, wenn Sie sich anstrengen. Achten Sie bitte besonders auf das Ausatmen, wenn Sie eine körperlich anstren-

gende Übung durchführen. Lassen Sie immer einen Teil Ihrer Aufmerksamkeit und Konzentration der Atmung zukommen. Viele der Übungen werden bis zu 30 Sekunden in einer Position gehalten. Hier ist es besonders wichtig, sich nicht nur auf die Übung selbst zu konzentrieren, sondern auch auf eine ruhige, gleichmäßige Atmung.

Tragen Sie bequeme und weite Kleidung.

Es fördert nicht nur Ihre Bewegungsfreiheit, sondern unterstützt auch die Atmung positiv.

Üben Sie, wenn möglich, an der frischen Luft.

Luft, Sauerstoff und Atmung sind wesentliche Bestandteile des Lebens, denen viel zu wenig Aufmerksamkeit geschenkt wird. Sauerstoff trägt zur Gesunderhaltung des gesamten Organismus bei – daher soviel frische Luft wie möglich.

Machen Sie die Übungen barfuß – ohne Schuhe.

Sie erhöhen dadurch nicht nur das Körperempfinden, sondern geben auch Ihren Füßen die Chance zu atmen. In der kalten Jahreszeit können Sie Socken aus einem natürlichen Material tragen, die die Füße warm halten.

Beenden Sie jede Übung genau so, wie Sie sie begonnen haben.

Beenden Sie ein Übung nie abrupt, sondern lösen Sie jede Bewegung langsam wieder auf, indem Sie in die Ausgangsposition zurückkehren.

Üben Sie regelmäßig.

Üben Sie mindestens zweimal pro Woche. Täglich ist natürlich besser. Nur wenn Sie regelmäßig Ihr Programm durchführen, werden Sie auch langfristige Erfolge erzielen. Halten Sie die angegebenen Wiederholungszahlen ein. Wichtig ist auch, die Zeitintervalle einzuhalten. Selbstverständlich bringt nur eine Vielzahl von Übungen den nötigen Erfolg. Finden Sie selbst Ihre bevorzugten Übungen heraus, und stellen Sie sich ein 15-Minuten-Programm zusammen, das

---

Beachten Sie folgende Grundsätze:

Beobachten Sie Ihre Atmung.

Führen Sie die Übungen langsam und harmonisch aus – wie einen langsamen Tanz.

Halten Sie sich an die angegebene Wiederholungszahl.

Sie dann auch täglich üben. Achten Sie darauf, daß Sie Übungen für den ganzen Körper machen: Übungen für den unteren Rücken genauso wie für den oberen Rücken. Hals- und Nackenübungen sind ein Fixpunkt für jedes individuelle Programm. Die Videokassette ist eine gute Unterstützung und hilft Ihnen, verschiedene Übungsprogramme unter Anleitung zu machen.

DAS ERSTE MAL

Obwohl Stretching bereits vor mehr als zehn Jahren in die Sport-, Fitneß- und Gesundheitswelt Einzug gehalten hat, wird es immer noch falsch gemacht. Immer wieder sehe ich Menschen, die mit den Fingern zu den Zehen federn und dabei den ganzen Oberkörper auf und ab oder vor und zurück federn, in der Hoffnung, Muskeln zu dehnen. Vergessen Sie diese Bewegung für immer. Sie ist falsch und schadet mehr als sie hilft. Warum?

Immer dann, wenn ein Muskel gedehnt wird, empfängt das Gehirn ein Warnsignal: Vorsicht, es besteht Verletzungsgefahr! Die automatische Schutzreaktion auf dieses Signal ist eine Kontraktion des gedehnten Muskels. Er zieht sich zusammen und verkürzt sich.

Durch das Federn und Wippen wird der sich reflektorisch verkürzende Muskel gewaltsam gedehnt. Das Resultat sind Verletzungen, und zwar mikroskopisch kleine Einrisse in den Muskelfasern. Verletztes Gewebe bildet bei der Heilung Narben. Narben haben die Eigenschaft, daß sie schlecht durchblutet sind, sich zusammenziehen und verhärten. Die Folge: Der Muskel wird weniger elastisch. Diese falsche Methode des Dehnens verletzt nicht nur die Muskeln, sondern hat zudem auch nur einen minimalen Dehneffekt.

So dehnen Sie richtig!

Es gilt, den Kontraktionsreflex, der beim Dehnen von Muskeln auftritt, auszuschalten – oder noch besser, zu überlisten. Es ist ganz einfach. Alles, was Sie dazu brauchen, ist etwas Geduld.

Dehnen Sie nur so weit, bis Sie einen leichten Dehnungsreiz wahrnehmen. Ich sage bewußt Reiz und nicht Dehnungsschmerz. Denn Schmerzen müssen vermieden werden. Schmerz signalisiert immer, daß etwas verletzt wurde. Bleiben Sie in der Position, wo der Dehnungsreiz einsetzt. Atmen Sie ruhig und gleichmäßig, und warten Sie. Nach etwa 15 bis 20 Sekunden werden Sie merken, daß Sie die Bewegung vergrößern können, daß Sie viel weiter dehnen können als zuvor. Nun beginnt der Prozeß wieder von vorn. Gehen Sie in die Position,

Beachten Sie:

Nur so weit dehnen, bis Sie einen leichten Dehnreiz wahrnehmen. Verweilen Sie an diesem Punkt für einige Sekunden, und atmen Sie ruhig, gleichmäßig und tief.

Nehmen Sie wahr, wie sich die Muskeln entspannen und gleichzeitig an Flexibilität gewinnen.

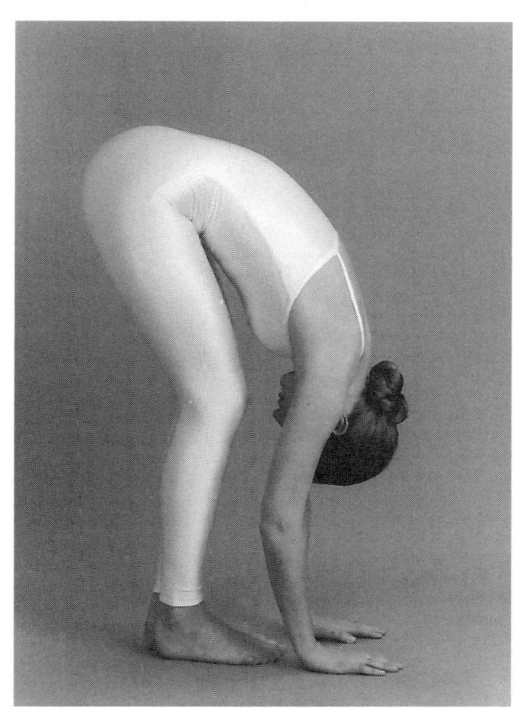

Sie den Oberkörper einfach nur hängen. Sie werden an den Punkt gelangen, wo Sie einen Dehnreiz in den hinteren Oberschenkeln wahrnehmen und nicht mehr tiefer gehen dürfen. Bleiben Sie dort, atmen Sie ruhig, und warten Sie 15 bis 20 Sekunden. Beobachten Sie Ihre Finger. Wenn Sie wirklich entspannt sind, werden Sie merken, wie die Finger tiefer und tiefer zu Boden sinken. Und wenn Sie diese Übung oft genug durchführen, werden Ihre Handflächen bald den Boden berühren.

Lösen Sie die Übung auf, indem Sie sich langsam Wirbel für Wirbel aufrichten. Dieser Ablauf gilt für alle Dehnübungen: warten, atmen und die Bewegung langsam vergrößern.

bevor Sie Schmerzen spüren, bleiben Sie dort für einige Sekunden, bis Sie merken, daß Sie tiefer oder weiter dehnen können.

Was ist passiert? Durch das Warten an der Dehnreizschwelle gelingt es, den Kontraktionsreflex auszuschalten. Versuchen Sie die folgende Übung, um diesen komplizierten Zusammenhang zu verstehen: Senken Sie den Oberkörper, bis die Finger den Boden berühren. Beugen Sie dabei die Knie. Bleiben Sie entspannt, und vermeiden Sie Anstrengungen. Lassen

DER RICHTIGE STAND

Fühlen Sie, und nehmen Sie wahr!

Esoteriker sagen, daß wir niemals wissen werden, was Gesundheit ist, ohne vorher krank gewesen zu sein. Das ist natürlich richtig. Aber warum erst krank werden, wenn es so einfach ist, gesund zu bleiben?

Wichtig für unsere gemeinsamen Übungen ist, zu fühlen. Zu fühlen, was im Körper vorgeht. Zu erfahren, wie sich der Körper durch bestimmte Situationen verändert. Also, sind Sie bereit, in sich hineinzuhorchen?

Stehen Sie mit leicht geöffneten Füßen. Schließen Sie die Augen, und nehmen Sie wahr. Zuerst spannen Sie bitte die Gesäßmuskulatur an und ziehen dabei den Bauch etwas ein. Kippen Sie das Becken hoch. Nehmen Sie die Schultern leicht zurück, und halten Sie diese entspannt. Nun richten Sie sich ganz auf. Machen Sie sich groß – strecken Sie dabei die Wirbelsäule. Richten Sie die Konzentration nun auf den Halsbereich: Senken Sie das Kinn etwas, und strecken Sie den Hals. Strecken Sie den Nacken, machen Sie den Nacken lang, ohne dabei das Kinn zu heben.

Wenn Sie es richtig machen, werden Sie ein angenehmes, entspannendes Gefühl wahrnehmen.

Nun kommt der entscheidende Teil: Fühlen Sie in dieser aufrechten, geraden Position, wie Ihr Körpergewicht auf die

34 Füße verteilt ist? Sind beide Füße gleich-

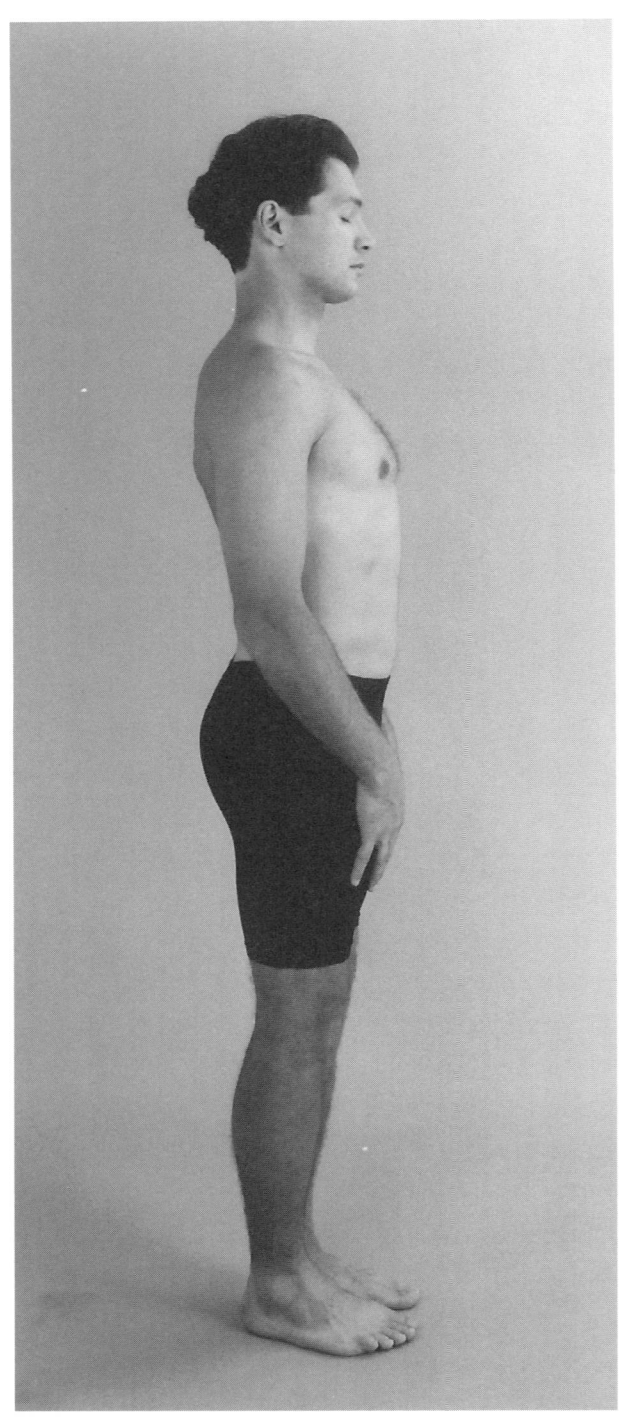

mäßig belastet? Befindet sich das Gewicht eher auf den Zehen oder auf den Fußballen?

Bei den meisten Menschen ist das Gewicht im vorderen Fußbereich, auf den Fußballen. Verlagern Sie nun das Gewicht ein wenig in Richtung der Fersen. Merken Sie etwas? Es ist ungewohnt – aber was ist passiert? Wahrscheinlich haben Sie das Gefühl, daß Sie nach hinten umfallen werden.

Betrachten Sie das Bild. Wenn das Gewicht auf die Ferse verlagert wird, nimmt Ihre Wirbelsäule automatisch eine aufrechte und korrekte Haltung ein.

Knöchel – Hüfte – Schulter – Ohr bilden eine Linie. Ihre Wirbelsäule ist richtig belastet. Die Beckenachse ist parallel zum Boden und ermöglicht dadurch die korrekte S-förmige Krümmung der Wirbelsäule.

Halten Sie diese Position, und prägen Sie sich diese Haltung gut ein. Versuchen Sie, Ihre Körperhaltung von nun an immer bewußt wahrzunehmen, nicht nur dann, wenn Sie üben, sondern auch in allen Situationen des Alltags.

Dieser richtige Stand ist Ausgangspunkt für viele Übungen, die wir gemeinsam machen werden. Wenn Sie diese Erfahrung auch im Alltag anwenden, werden Sie feststellen, daß es Situationen gibt, in denen das gesamte Körpergewicht vorn auf den Zehen ruht. Wenn Sie so stehen,

müssen Sie automatisch eine Hohlkreuzhaltung einnehmen, denn sonst würden Sie auf die Nase fallen.

Also korrigieren Sie: Verlagern Sie das Körpergewicht etwas mehr in Richtung Fersen. Machen Sie die Wirbelsäule so lang wie nur möglich. Spannen Sie den Po, und stellen Sie das Becken auf. Automatisch wird die Wirbelsäule die richtige Haltung einnehmen.

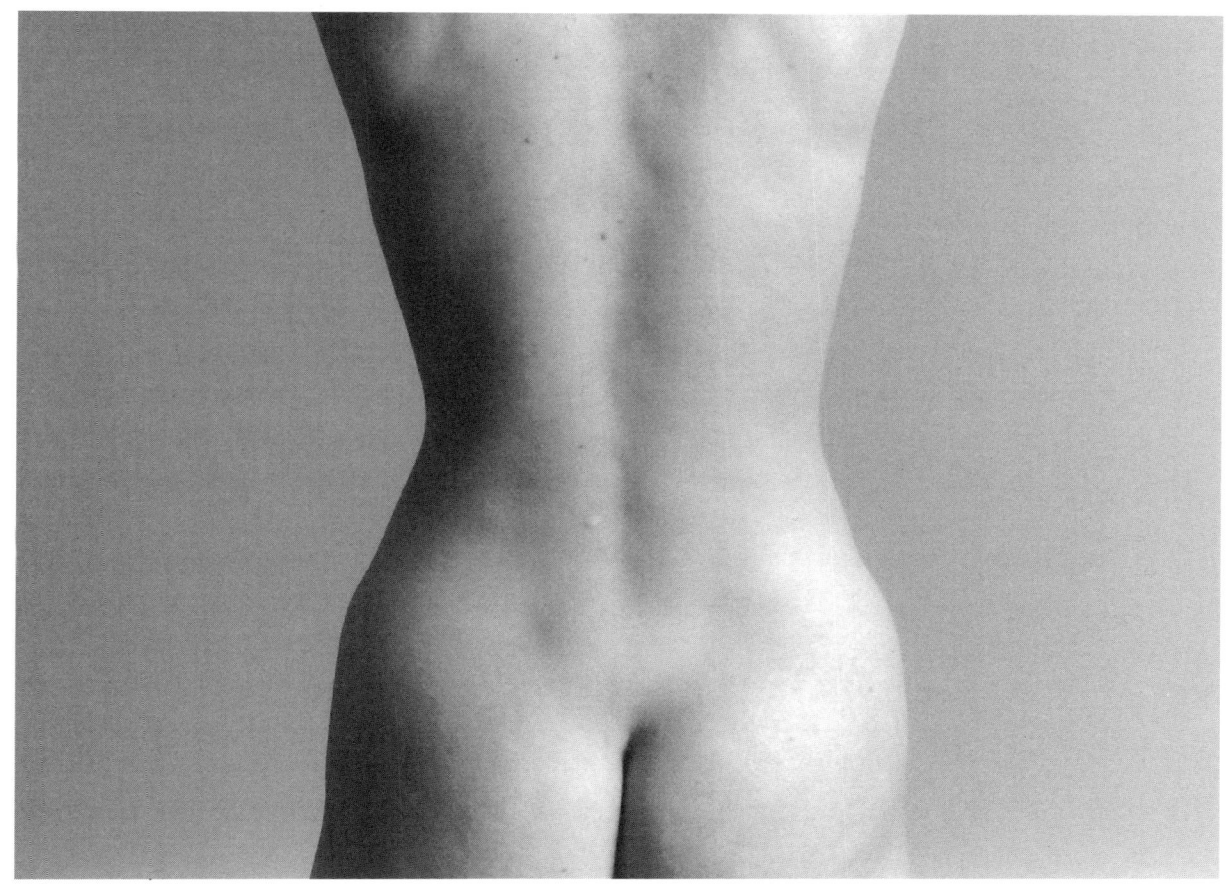

ÜBUNGEN
FÜR DEN
UNTEREN
RÜCKEN

SEITLICHE KÖRPERDEHNUNG

Dehnt die seitliche Muskulatur des Oberkörpers.

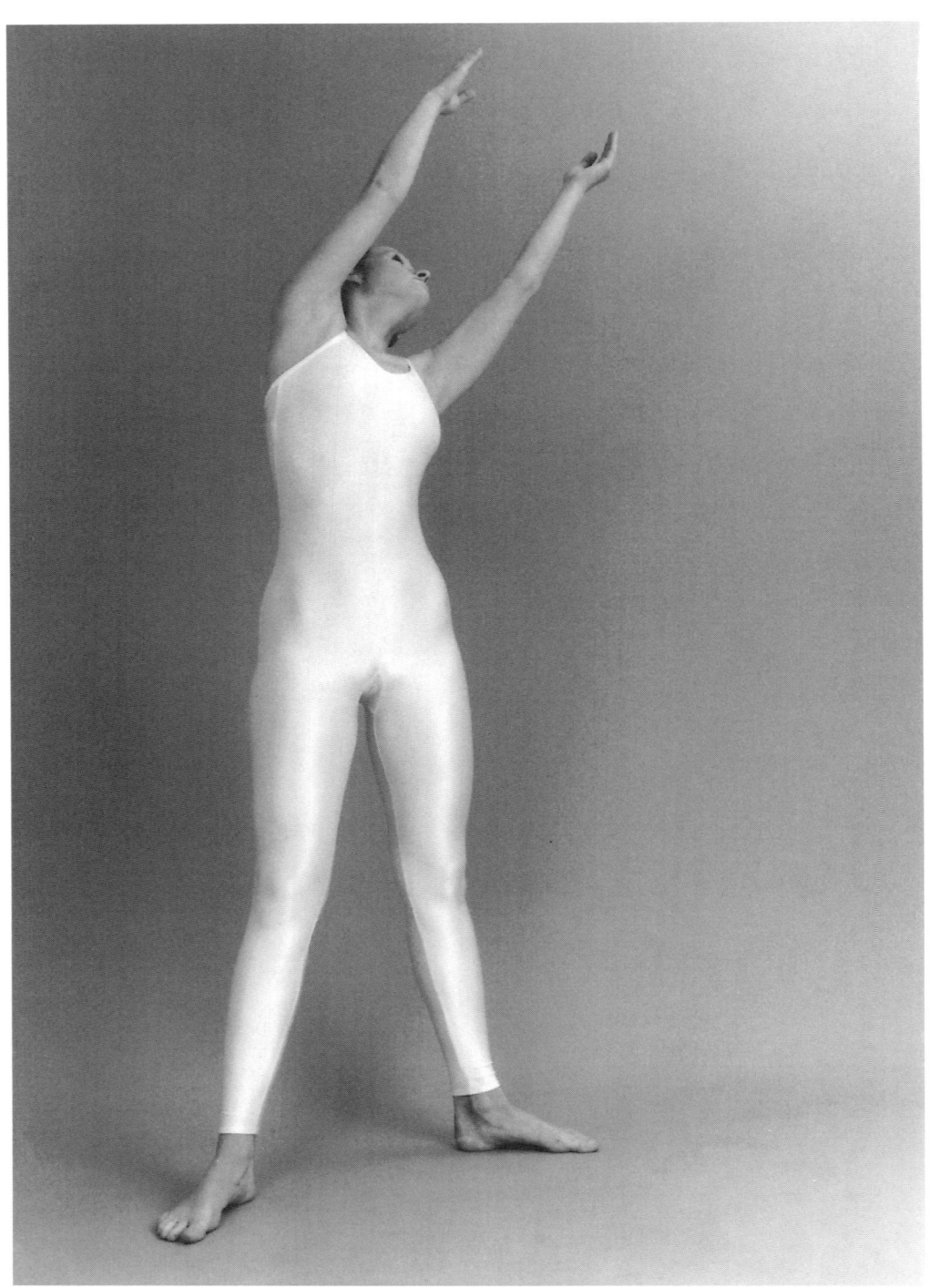

◆ Stehen Sie mit leicht geöffneten Beinen, und drehen Sie die Füßen leicht nach außen. Denken Sie daran, den Po fest anzuspannen. Machen Sie die Wirbelsäule und den Hals so lang wie möglich. Versuchen Sie zu fühlen, daß Ihr Körper groß ist.

◆ Strecken Sie beide Arme hoch über den Kopf nach oben. Heben Sie dabei die Arme aus den Schultern. Wenn Sie den höchsten Punkt erreicht haben, neigen Sie den Körper sanft nach links. Fühlen Sie, wie die rechte Körperseite gedehnt wird. Unterstützen Sie diese Dehnung, indem Sie den rechten Arm noch weiter schräg nach oben strecken.

◆ Halten Sie diese Position 5 bis 8 Sekunden. Wiederholen Sie anschließend die Übung zur anderen Seite. Bewegen Sie sich ruhig und rhythmisch – zu jeder Seite 6mal.

Dies ist eine aufwärmende Übung. Bitte übertreiben Sie nicht. Wenn Sie den Körper zur Seite neigen, achten Sie immer darauf, daß Sie nicht in der Hüfte knicken, sondern die Arme und den Oberkörper schräg nach oben strecken. Dehnen Sie die Muskeln durch Streckung und nicht durch Knicken. So bleiben die Bandscheiben geschont, und die Muskeln werden ideal gedehnt. Machen Sie sich bewußt, daß bei allen Seitbeugen der Po immer fest angespannt ist. Dieser kleine Trick formt nicht nur den Po, er schützt auch die Lendenwirbelsäule – und das ist natürlich viel wichtiger.

Versuchen Sie, die Arme so weit wie möglich vom Körper wegzustrecken – hoch über den Kopf und nur etwas zur Seite dehnen. Vermeiden Sie, den Körper in der Hüfte zu knicken. Halten Sie den Po fest angespannt.

HÖHENFLUG

Macht die Brustwirbelsäule beweglich. Dehnt die seitliche Rumpfmuskulatur.

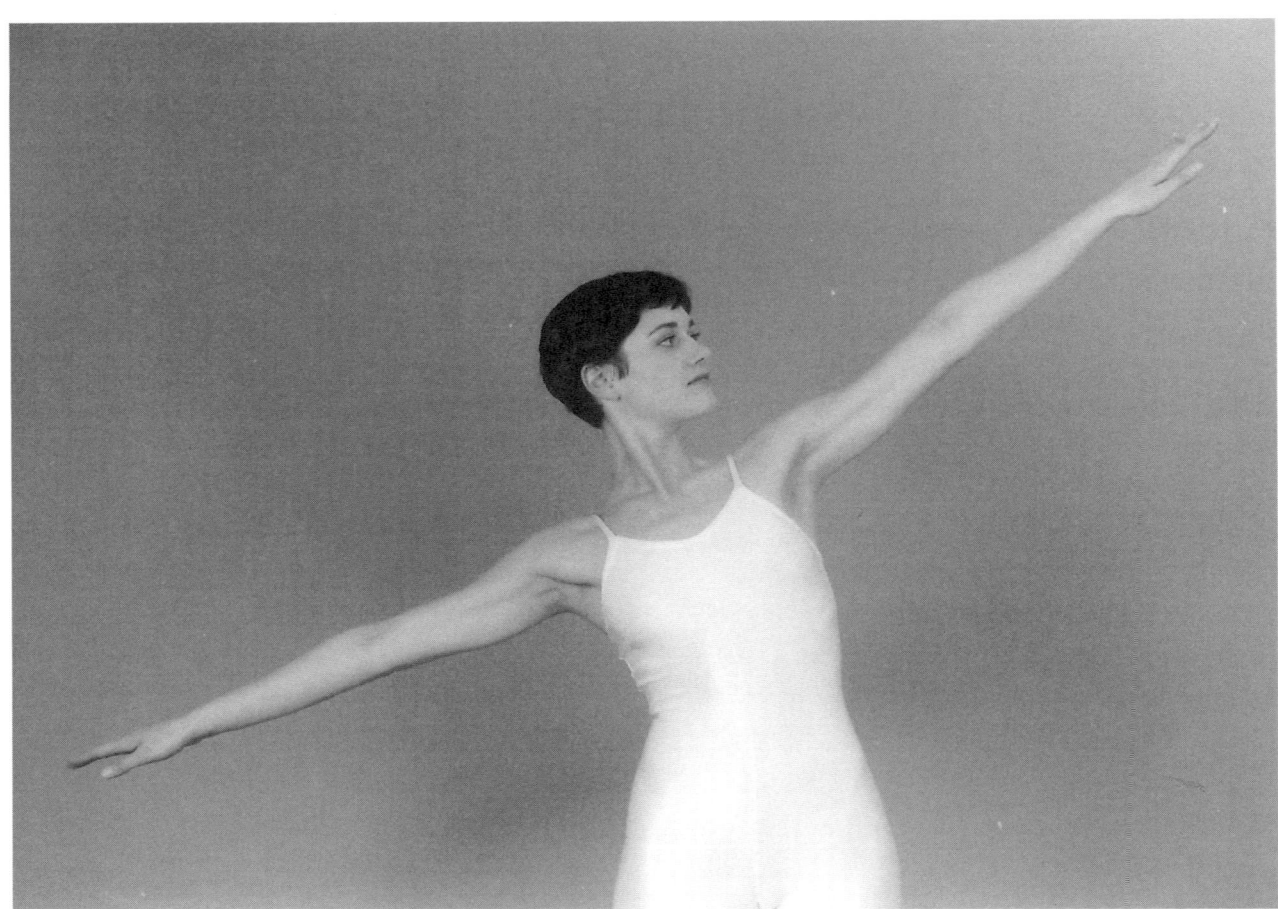

◆ Ausgangsposition ist der richtige Stand: das Gewicht auf den Fersen, der Po angespannt, das Becken angekippt. Der ganze Körper ist groß und aufrecht.

◆ Bringen Sie die Arme seitlich hoch, bis sie waagrecht zum Boden sind. Strecken Sie in dieser Stellung die Arme so weit wie möglich auseinander.

◆ Fixieren Sie die Arme und die Schultern, und neigen Sie den Oberkörper *leicht* zur rechten Seite. Drehen Sie gleichzeitig das Kinn über die linke Schulter, und blicken Sie zu den Fingern der linken Hand. Unterstützen Sie den Dehneffekt, indem Sie den linken Arm noch weiter vom Körper wegstrecken.

◆ Fühlen Sie die Dehnung vom linken Oberarm bis hinunter in die linke Hüfte.

◆ Vermeiden Sie es, in der Hüfte zu knicken, sondern strecken Sie den linken Arm weit aus der Schulter heraus, vom Körper weg.

◆ Halten Sie diese Position 20 Sekunden. Bringen Sie danach den Körper wieder in seine Ausgangsposition, und wiederholen Sie die Übung zur anderen Seite, insgesamt 3mal in jede Richtung.

Ihr Ziel ist es, immer den oberen Arm in der seitlichen Position so weit wie möglich zur Zimmerdecke zu strecken. Führen Sie die Bewegung von der Brustwirbelsäule aus und nicht von der Lendenwirbelsäule.
Immer wenn Sie den Körper zur Seite neigen, muß der Po fest angespannt werden. Dadurch schützen Sie die Lendenwirbelsäule.

Vermeiden Sie es, in der Hüfte zu knicken. Wie immer muß der Po fest sein und das Becken angekippt werden. Das ist besonders dann wichtig, wenn Sie den Körper zur Seite neigen.

TIEF BEUGEN

Dehnt die gesamte Rückenmuskulatur und die hinteren Oberschenkel.
Hat eine entspannende Wirkung.

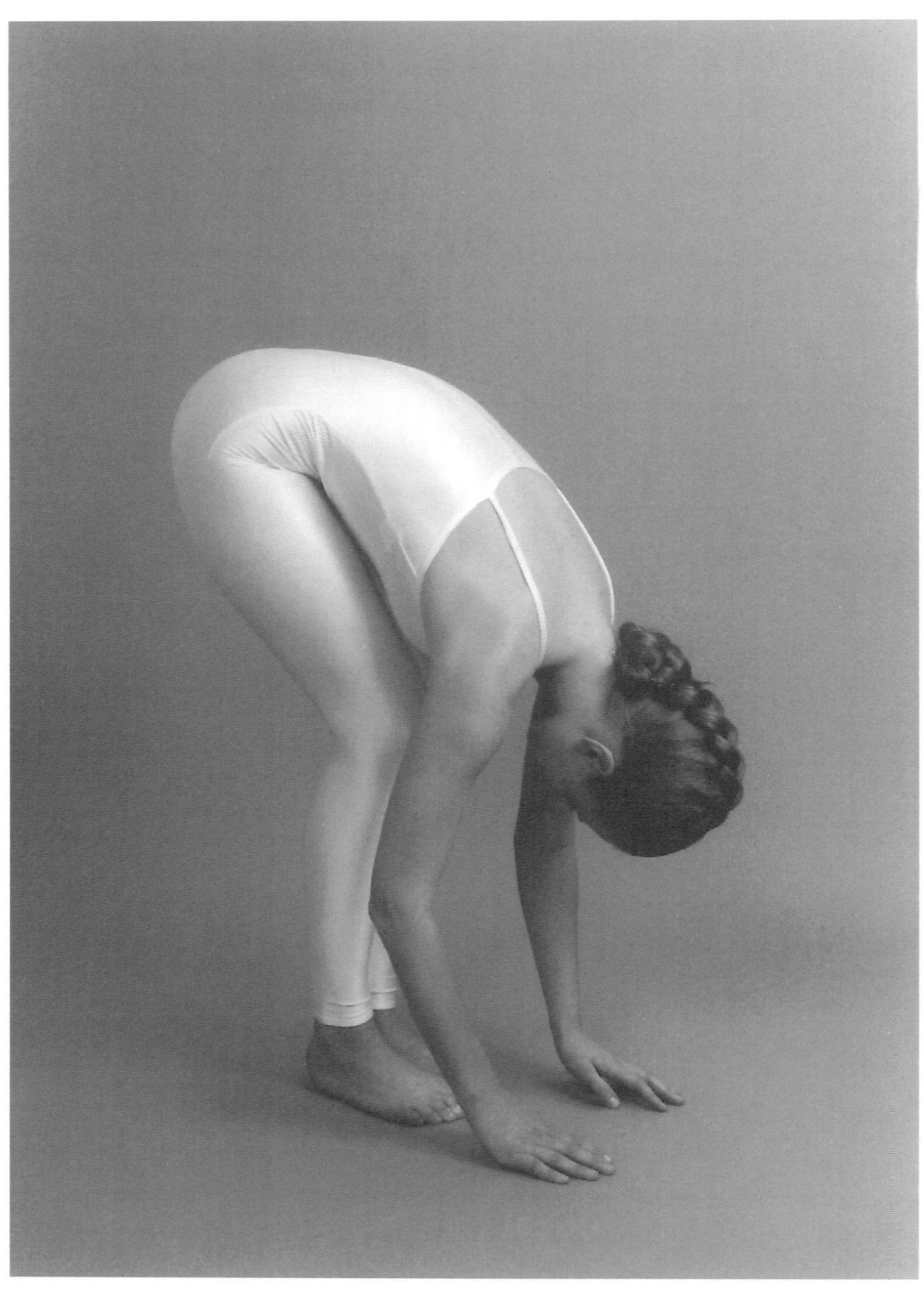

◆ Beginnen Sie mit der richtigen Standposition. Kontrollieren Sie Ihre Körperhaltung, stehen Sie groß und aufrecht.

◆ Beugen Sie die Knie leicht, und lassen Sie den Oberkörper langsam zum Boden sinken. Rollen Sie dabei Wirbel für Wirbel ab, und ziehen Sie den Bauch etwas ein. Die gebeugten Knie helfen Ihnen, diese Übung als Entspannung zu empfinden. Je besser Sie sich entspannen, um so mehr werden Sie im Laufe der Zeit die Knie strecken können.

◆ Beugen Sie die Knie nur so weit, bis die Finger den Boden erreichen. Entspannen Sie sich in dieser Position. Vor allem auch den Nacken, damit der Kopf entspannt herabhängt. Lassen Sie die Schwerkraft auf Ihren Körper wirken. Diese Übung darf keine Anstrengung verursachen.

◆ Bleiben Sie mindestens 30 Sekunden in dieser Position. Lösen Sie sie langsam, indem Sie mit gebeugten Knien Wirbel für Wirbel aufrollen, bis Sie zurück in der Ausgangsposition – im richtigen Stand – sind. Strecken Sie erst dann die Knie wieder.

Das Ziel ist nicht, mit gestreckten Beinen den Boden zu berühren. Für Ungeübte können gestreckte Beine eine unnütze Belastung sein. Zudem ist der Dehneffekt im Lendenbereich bei gestreckten Beinen geringer. Machen Sie sich also nichts daraus, wenn Sie die Beine nicht strecken können.

KNIE HOCH

Dehnt die Hüfte. Fördert die Balance. Dehnt die Pomuskeln.

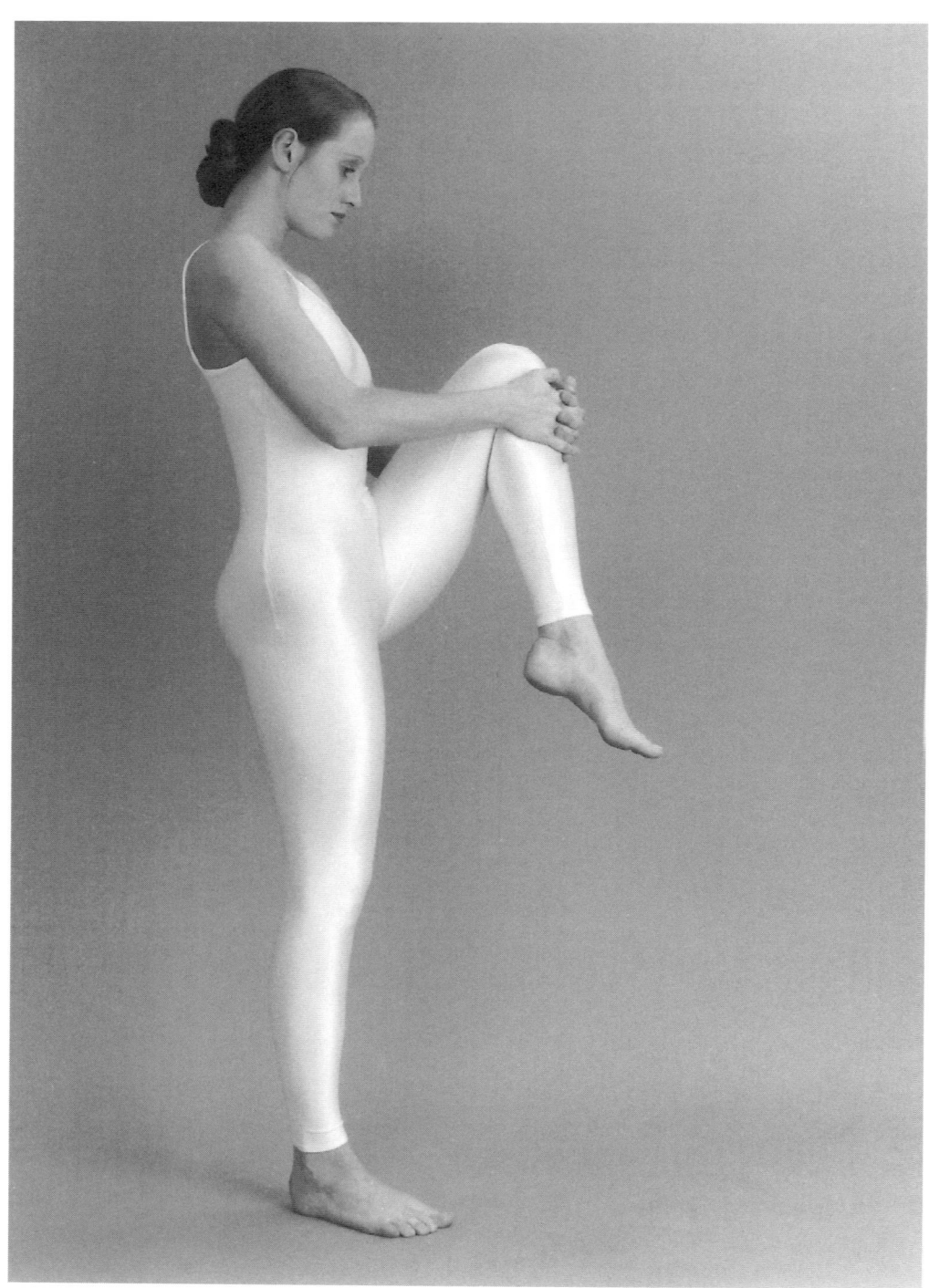

◆ Voraussetzung für das Gelingen ist der richtige Stand. Wenn die Wirbelsäule lang ist und Sie aufrecht stehen, heben Sie das linke Knie zur Brust. Umfassen Sie das Knie mit beiden Händen, und führen Sie es mit sanftem, aber stetem Druck näher an den Körper heran.

◆ Jetzt kommt die Herausforderung an Sie: Wenn Sie das Knie zur Brust hochheben, muß der Oberkörper aufrecht bleiben.

◆ Bleiben Sie mindestens 20 Sekunden in dieser Stellung. Lösen Sie anschließend die Übung langsam auf.

◆ Nehmen Sie wieder die richtige Standposition ein, und kontrollieren Sie Ihre Haltung.

◆ Wiederholen Sie anschließend die Übung mit dem rechten Bein. Insgesamt 3mal mit jedem Bein.

Achten Sie darauf, daß Ihr Körper immer aufrecht bleibt. Strecken Sie das Standbein ganz durch, und halten Sie den Rücken aufrecht. Viele Menschen tendieren bei dieser Übung dazu, den Körper leicht »einzurollen«. Richtig ist aber, in dieser Position zu wachsen und sogar etwas größer zu werden.

Wenn Sie einen Punkt zirka zwei bis drei Meter vor Ihnen am Boden fixieren, fällt es leichter, die Balance zu halten. Achten Sie darauf, daß Sie aufrecht stehen. Das Standbein bleibt gestreckt und die Wirbelsäule muß gerade bleiben.

DREIECK

Dehnt die seitliche Rumpfmuskulatur.

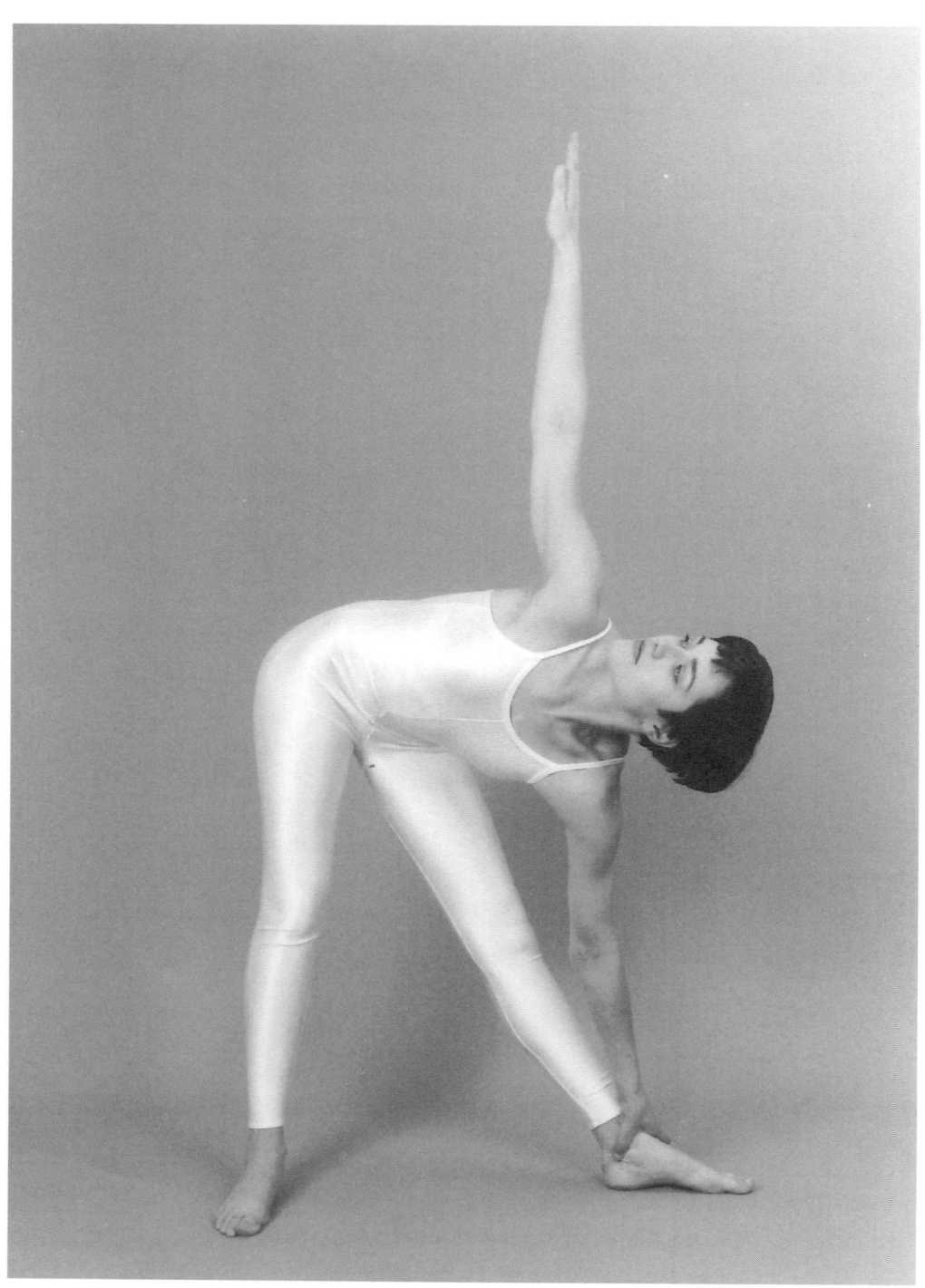

◆ Sie stehen aufrecht und grätschen die Beine etwas weiter als Hüftbreite. Führen Sie beide Arme seitlich hoch in die Waagrechte. Drehen Sie den linken Fuß ganz nach außen. Der rechte Fuß zeigt gerade nach vorn.

◆ Drehen Sie das Kinn über die rechte Schulter, und blicken Sie zu den Fingern der rechten Hand.

◆ Senken Sie nun den Oberkörper seitlich tief zum linken Fuß. Stützen Sie sich am Fußrücken oder, wenn Sie weniger geübt sind, am Schienbein ab. Strecken Sie den rechten Arm weit hinauf zur Zimmerdecke.

◆ Bleiben Sie 30 Sekunden in dieser Position. Lösen Sie sie anschließend langsam auf, indem Sie sich vorsichtig aufrichten. Wiederholen Sie die Übung anschließend zur rechten Seite.

Achten Sie darauf, daß die Schultern gerade bleiben. Viele neigen dazu, die obere Schulter nach vorn einzurollen. Drehen Sie deshalb den gesamten Oberkörper. Es ist wichtig, den oberen Arm so weit wie möglich nach oben zu strecken und gleichzeitig den Brustkorb zu öffnen, also die Schulterachse ganz gerade in einer Linie zu halten.

Gehen Sie nur so tief, wie es Ihnen angenehm erscheint. Atmen Sie ruhig und gleichmäßig.

DAS GROSSE DREIECK

Dehnt die seitliche Rumpfmuskulatur.

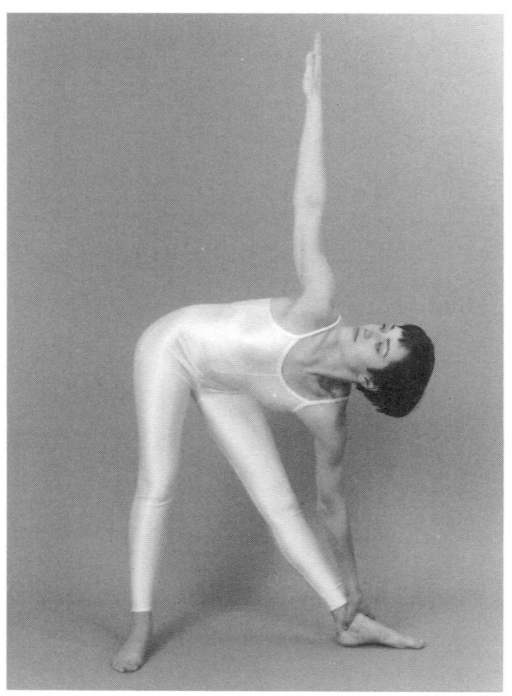

◆ Anschließend beginnt DAS GROSSE DREIECK. Führen Sie den gestreckten rechten Arm zum Ohr, und blicken Sie zu den Fingern der rechten Hand. Halten Sie den Oberkörper waagrecht, und strecken Sie den Arm so weit wie möglich vom Körper weg nach außen. Verweilen Sie 20 Sekunden in dieser Stellung. Atmen Sie ruhig und gleichmäßig.

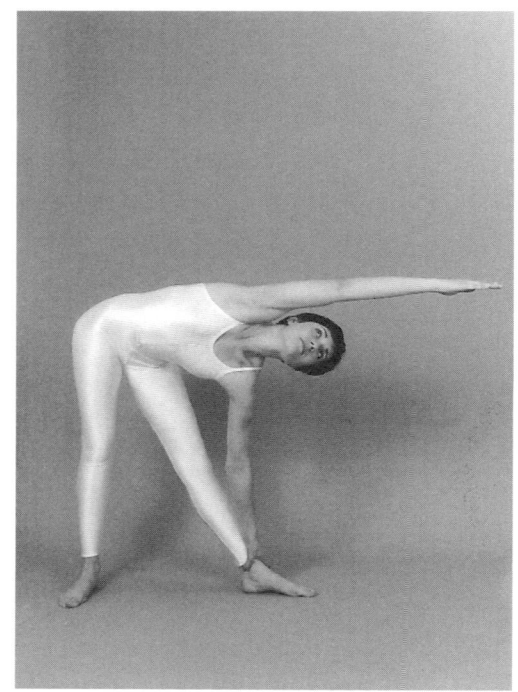

◆ Beginnen Sie diese Übung wie das Dreieck. Achten Sie auf die richtige Fußstellung, und strecken Sie den rechten Arm so hoch wie möglich aus der Schulter heraus. Bleiben Sie 20 Sekunden in dieser Position.

◆ Lösen Sie die Stellung auf, indem Sie den Körper zu den Zehen senken. Entspannen Sie sich vollkommen, auch die Muskeln im Nacken.

◆ Lassen Sie den Körper 20 Sekunden tief gesenkt. Lösen Sie sich, indem Sie den Körper Wirbel für Wirbel aufrichten. Gehen Sie zurück in die Ausgangsposition, und wiederholen Sie die Übung zur rechten Seite.

Viele versuchen, mit der Stirn das Knie zu berühren. Das ist falsch: Der Rücken wird dadurch rund und übt unnötigen Druck auf die Bandscheiben aus, vor allem im Lendenbereich. Der Effekt der Übung geht dadurch verloren.
Richtig ist, die Schultern etwas zurückzunehmen und den Bauch zu den Oberschenkeln zu führen. Also den Abstand zwischen Bauch und Oberschenkeln zu verringern. Dadurch bleibt der Rücken

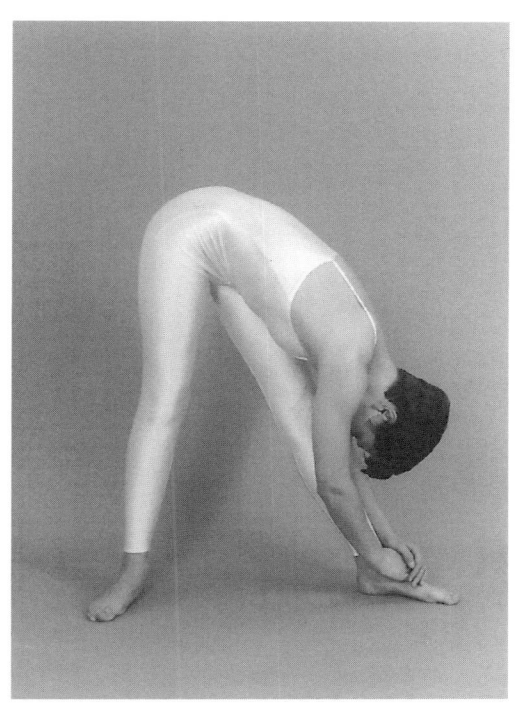

gerade, und die Wirbelsäule wird geschont. Zudem wird die Hüftbeweglichkeit gefördert. Nur so ist die Übung wirklich richtig. Dieser Leitsatz gilt für alle Übungen mit Vorbeugen.

Dies ist eine Erweiterung des Dreiecks. Lassen Sie sich mit dieser Übung Zeit. Wenn Sie einmal daran gewöhnt sind und Ihr Körper geschmeidig für diese Übung ist, werden Sie eine enorme Wirkung wahrnehmen.

LIFT UP

Kräftigt die Bauchmuskulatur.

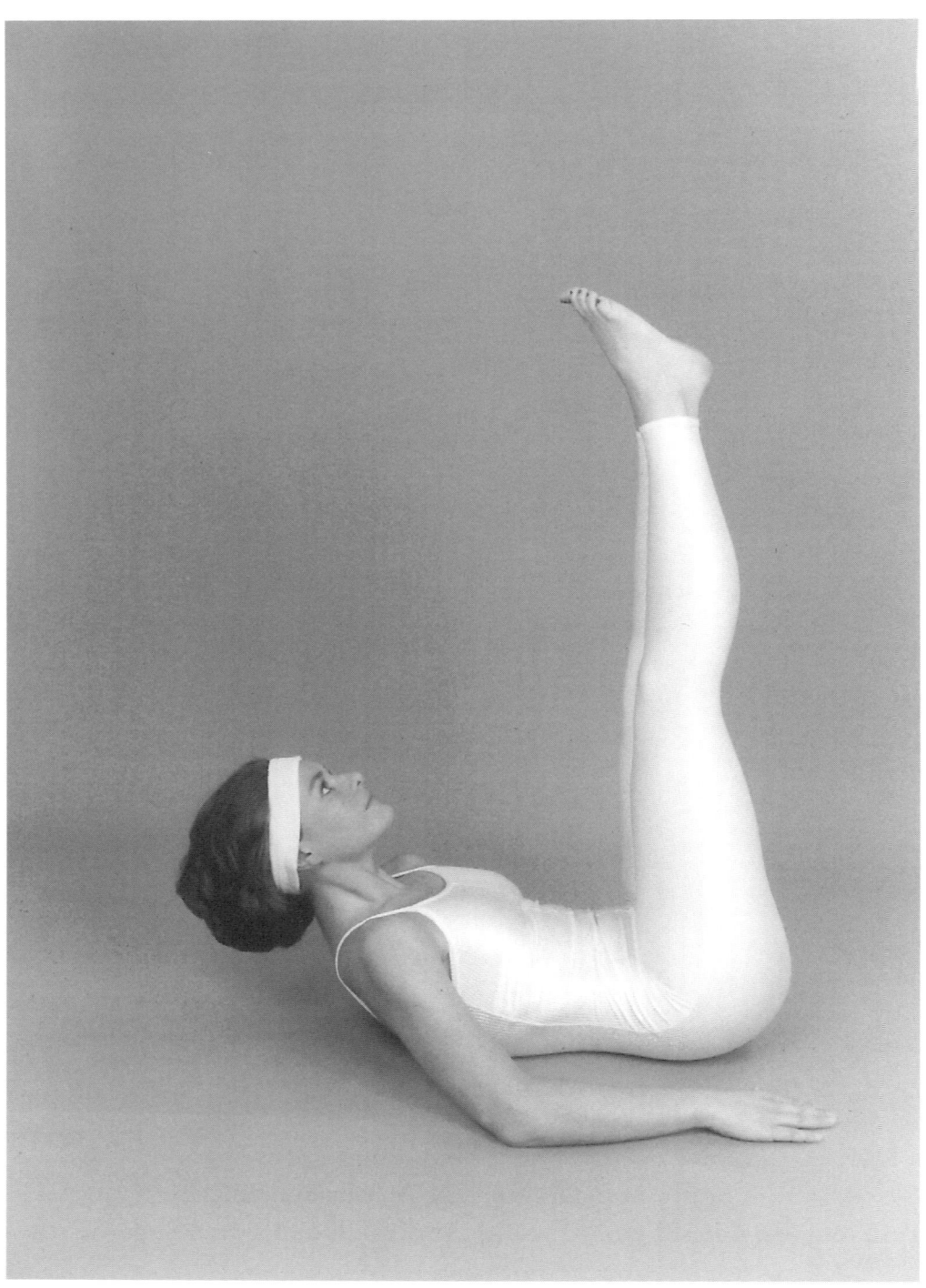

◆ Legen Sie sich auf den Rücken, die Arme ruhen seitlich neben dem Körper. Ziehen Sie zuerst die Knie zur Brust, und strecken Sie dann die Beine senkrecht nach oben. Sie dürfen die Beine dabei entspannt halten und müssen die Knie nicht durchstrecken. Halten Sie diese Position 5 bis 8 Sekunden.

◆ Heben Sie nun den Kopf vom Boden ab, und versuchen Sie, so nahe wie möglich zu den Beinen zu kommen. Die Spitzen der Schulterblätter müssen den Boden *noch* berühren. Halten Sie auch diese Position 5 bis 8 Sekunden.

◆ Entspannen Sie sich anschließend kurz, und wiederholen Sie die gesamte Übung 3mal.

Achten Sie darauf, daß Sie den Bauch einziehen, wenn Sie die Beine hochheben. Die Lendenwirbelsäule muß fest auf den Boden gepreßt werden. Atmen Sie tief und gleichmäßig.

REACH UP & TOUCH

Kräftigt die Bauchmuskulatur.
Die Variation wirkt auf die schrägen Bauchmuskeln.

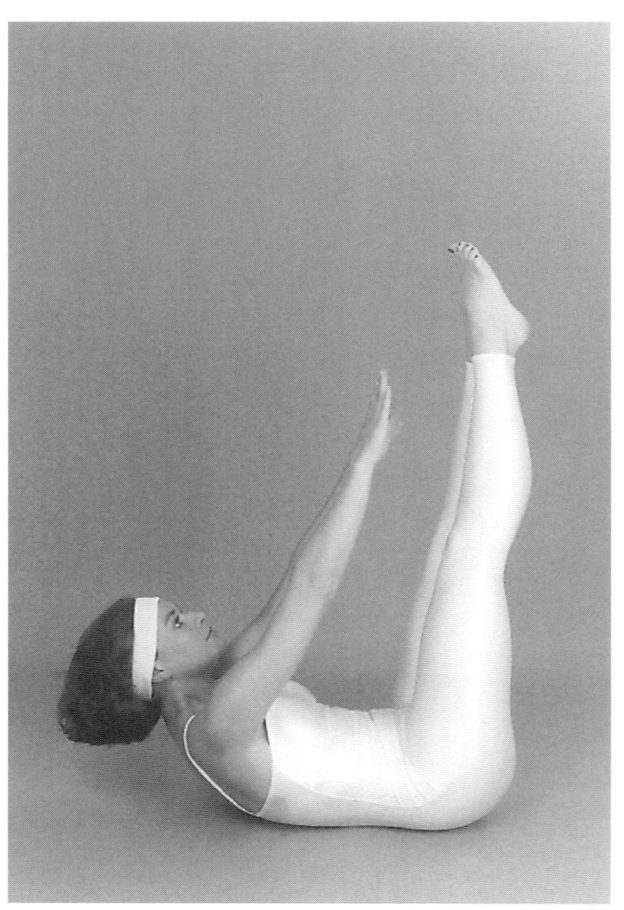 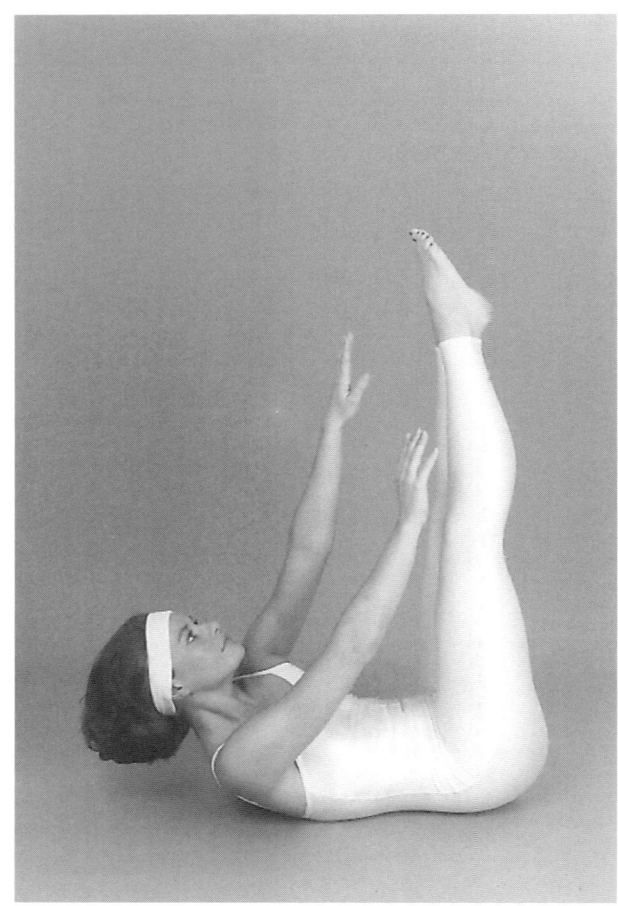

◆ Legen Sie sich auf den Rücken. Ziehen Sie zuerst die Knie zur Brust, und strecken Sie dann die Beine senkrecht nach oben, damit in der Hüfte ein rechter Winkel entsteht. Halten Sie diese Position 5 bis 8 Sekunden.

◆ Strecken Sie nun beide Arme nach vorn, und versuchen Sie, mit den Fingerspitzen Ihre Zehen zu berühren, indem Sie den Oberkörper vom Boden abheben. Versuchen Sie, so hoch wie möglich zu greifen.

◆ Halten Sie die höchstmögliche Position 5 bis 8 Sekunden. Entspannen Sie sich kurz, und wiederholen Sie diese Übung 4mal.

Legen Sie besonderes Augenmerk auf die Atmung. Wenn die Bauchmuskeln stark beansprucht werden, besteht die Tendenz, die Atmung zu vergessen. Atmen Sie daher ruhig und gleichmäßig.

Variation:
◆ Versuchen Sie, mit der rechten Hand so nahe wie möglich an die Zehen zu gelangen. Halten Sie wieder die höchste Position 5 bis 8 Sekunden.

◆ Versuchen Sie dann, ohne den Oberkörper abzusenken, mit der linken Hand so nahe wie möglich an die Zehen zu kommen. Bleiben Sie wieder 5 bis 8 Sekunden in der höchsten Position.

◆ Entspannen Sie sich kurz, und wiederholen Sie die Übung 4mal.

Achtung: Sie dürfen nicht federn oder ruckartig den Oberkörper hochschnellen, damit Sie Ihre Zehen berühren. Versuchen Sie vielmehr, durch Anspannung der Bauchmuskeln den Körper langsam vom Boden zu heben und dann an der höchsten Position zu fixieren.

Atmen Sie tief und gleichmäßig.

BAUCHPRESSE

Kräftigt die Bauchmuskulatur.

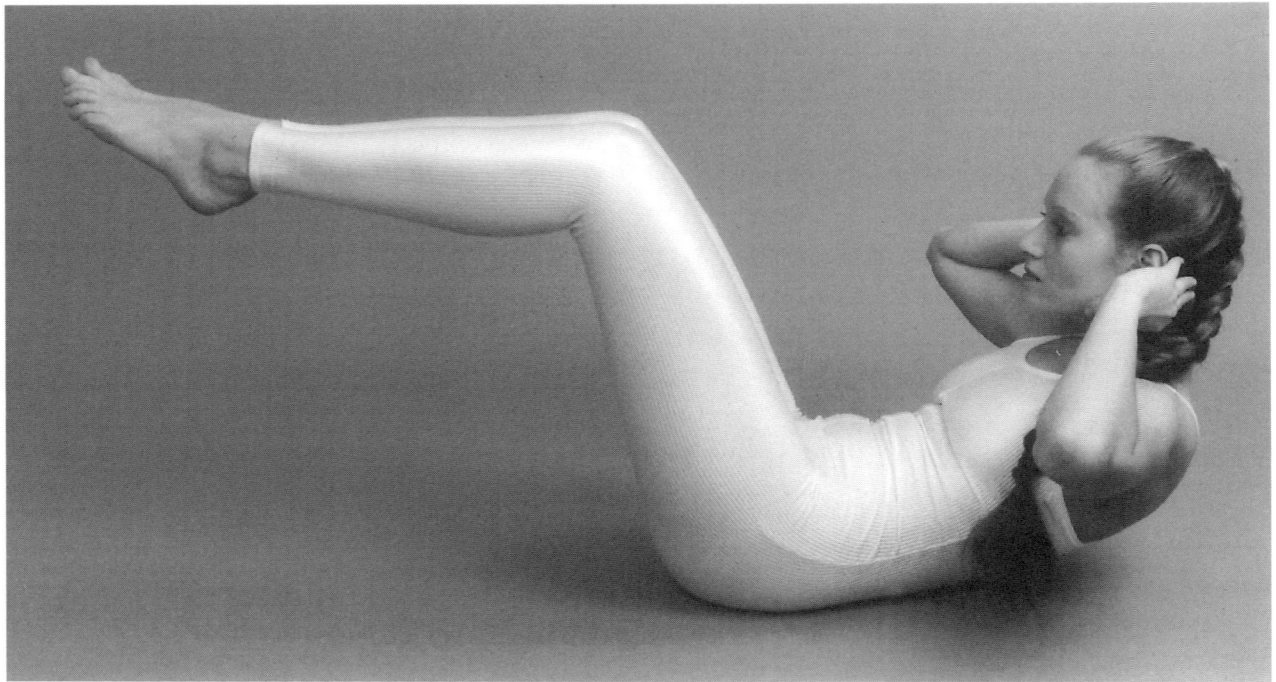

◆ Heben Sie in der Rückenlage die Beine vom Boden, und winkeln Sie die Knie an, damit im Kniegelenk und in der Hüfte ein Winkel von jeweils 90 Grad entsteht. Spannen Sie den Po an, kippen Sie das Becken etwas hoch, und spannen Sie den Bauch an.

◆ Legen Sie die Arme in den Nacken, und rollen Sie langsam den Oberkörper hoch, bis die Schulterblätter gerade den Boden verlassen – nicht weiter.

◆ Halten Sie diese Position 5 bis 8 Sekunden. Senken Sie langsam den Oberkörper etwas ab, aber nicht ganz zurück zum Boden, und wiederholen Sie diese Übung mindestens 10mal.

Das Bewegungsmuster ist: hochheben – halten – leicht senken – wieder hochheben – halten, damit die Bauchmuskulatur immer fest angespannt bleibt. Heben Sie das Kinn bewußt an. Die Bewegung wird vom Kinn geführt. Lassen Sie die Ellenbogen immer hinter dem Kopf. Wenn Sie mit den Händen das Kinn an die Brust pressen, krümmt sich die Halswirbelsäule zu stark und könnte durch die Belastung verletzt werden. Also bewußt keinen Druck mit den Händen auf Kopf und Nacken ausüben und die Hände ganz entspannt am Hinterkopf liegen lassen. Die Arme werden nur deshalb hinter den Kopf genommen, um ein zusätzliches Gegengewicht zu erzeugen und dadurch die Effektivität zu erhöhen.

Achtung: Immer wenn Bauchmuskeln arbeiten, neigen wir dazu, die Atmung zu vergessen. Atmen Sie bewußt aus, wenn Sie den Oberkörper hochheben.

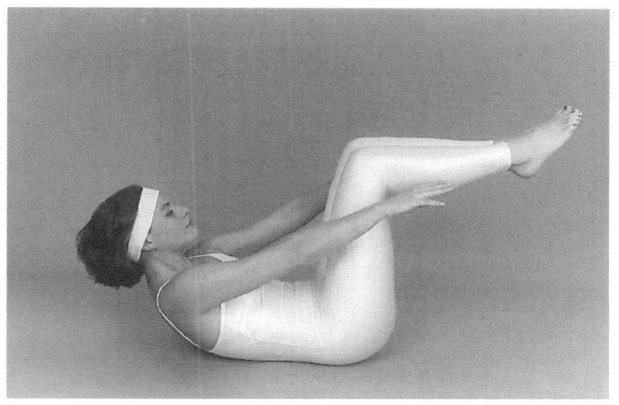

Die einfacheren Variationen werden genauso ausgeführt. Zum Beispiel die Arme vor den Körper halten – die Bauchmuskeln anspannen (es ist eine Art vorspannen) und dann langsam den Oberkörper vom Boden abheben. Denken Sie daran, daß es nicht wichtig ist, wie hoch Sie den Körper aufrollen können. Es zählt einzig und allein die Wirkung auf die Bauchmuskulatur. Und die ist am stärksten, wenn Sie den Körper nur bis zu den unteren Spitzen der Schulterblätter vom Boden heben. Wenn Sie die Arme vor dem Körper kreuzen, wird die Intensität erhöht.

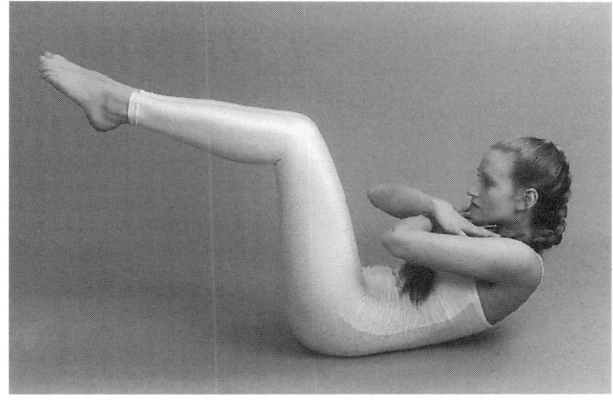

Wenn Sie möchten, können Sie die Unterschenkel auf einen Sessel legen. Achten Sie darauf, daß in den Kniegelenken ein Winkel von 90 Grad entsteht.

Halten Sie die Ellenbogen hinter dem Kopf. Weniger Geübte halten die Arme vor der Brust gekreuzt oder strecken die Arme vor den Körper.

KICKING HIGH

Kräftigt die Bauchmuskulatur. Dehnt die hintere Oberschenkelmuskulatur.

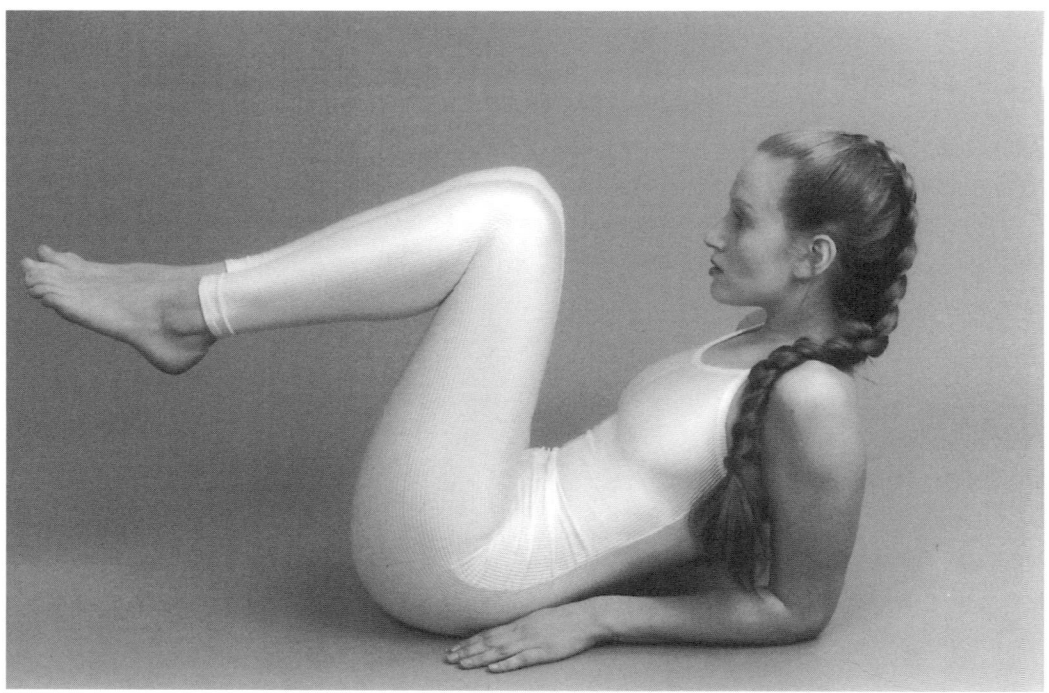

◆ Sie sitzen auf dem Boden und stützen sich auf die Ellenbogen. Ziehen Sie beide Knie so nahe wie möglich zum Gesicht. Ohne diese Knieposition zu verändern, strecken Sie die Unterschenkel nach oben. Führen Sie die Bewegung sehr langsam aus. Wenn Sie die Endposition erreicht haben, bewegen Sie die Knie noch näher zum Gesicht. Das ist der entscheidende Moment dieser Übung.

◆ Führen Sie 5 Sekunden die Beine so nah wie möglich zum Gesicht. Lösen Sie die Stellung, indem Sie die Knie wieder beugen, und wiederholen Sie die Übung 15mal.

Die Knie müssen bei dieser Übung nicht unbedingt ganz gestreckt werden. Ein leichter Winkel in den Knien ist nicht nachteilig. Allein die Bewegung ist wichtig. Vergessen Sie auch nicht, das Augenmerk auf die Atmung zu legen: ausatmen beim Strecken der Beine, einatmen bei der Entspannung.

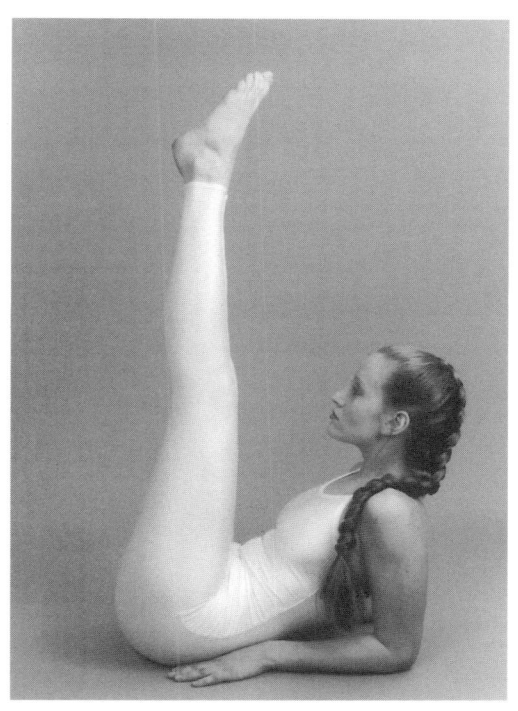

Bewegen Sie die Knie nicht vom Körper weg, wenn Sie die Unterschenkel hochstrecken. Halten Sie die Knie in ihrer Position fixiert, und bewegen Sie nur die Unterschenkel. Koordinieren Sie die Atmung mit der Bewegung.

TRETMÜHLE

Kräftigt die Bauchmuskulatur.

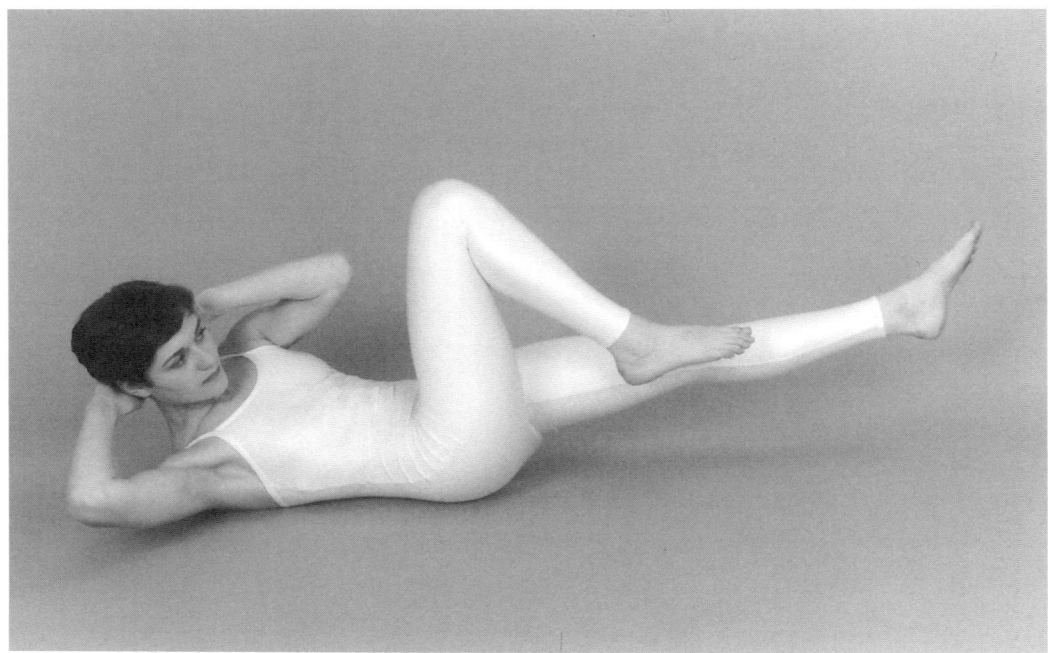

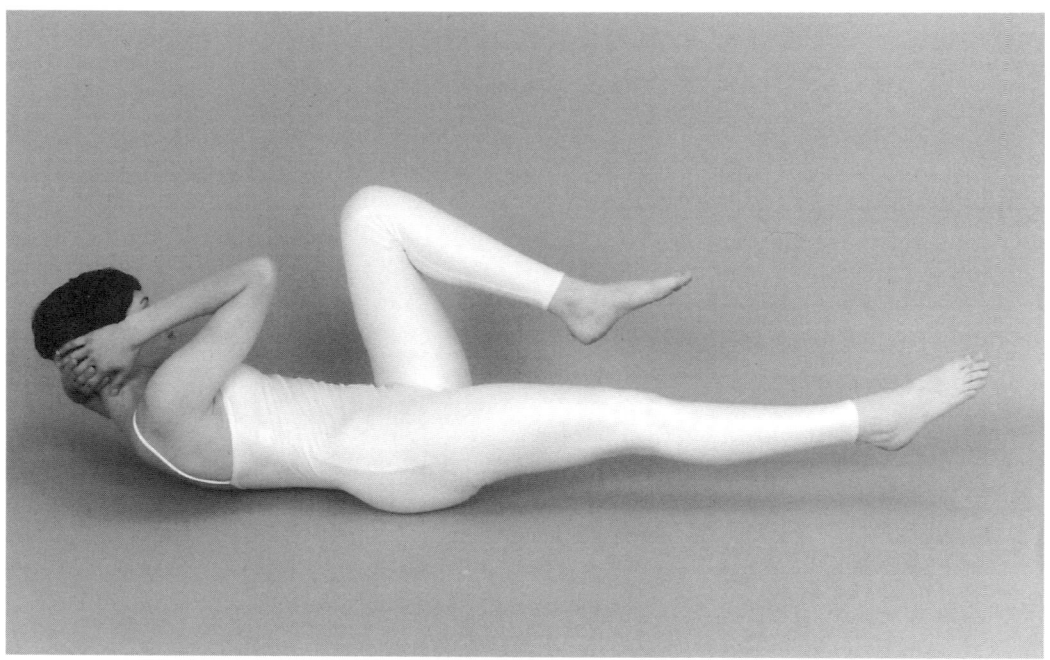

◆ In der Rückenlage bringen Sie beide Knie zur Brust. Legen Sie die Hände in den Nacken, und heben Sie den Kopf vom Boden ab.

◆ Strecken Sie nun das linke Beine aus, und drehen Sie gleichzeitig den linken Ellenbogen zum gebeugten rechten Knie. Das gestreckte Bein wird ganz locker über dem Boden gehalten. Bleiben Sie einige Sekunden in dieser Position.

◆ Strecken Sie nun das rechte Bein über den Boden, und winkeln Sie das linke Knie zur Brust. Drehen Sie den linken Ellenbogen zum rechten gebeugten Knie, ohne dabei den Oberkörper zu senken.

◆ Wiederholen Sie die ganze Übung mindestens 10mal zu jeder Seite.

Um die Bewegung ausführen zu können, müssen Sie den Oberkörper entsprechend drehen. Die diagonale Bewegung – rechter Ellenbogen zum linken Knie und umgekehrt – wird durch das Drehen des Oberkörpers erreicht. Die Beine treten sehr langsam, und der Oberkörper dreht sich harmonisch mit. Es entsteht eine richtige Tretmühle, die sich nur ganz langsam bewegt. Führen Sie die Bewegung sorgfältig aus. Vermeiden Sie ruckartige Bewegungen.

Üben Sie mit den Händen keinen Druck auf den Nacken aus. Lassen Sie die Ellenbogen hinter dem Kopf, und konzentrieren Sie sich nur auf die Drehbewegung des Oberkörpers.

Diese Übung erfordert etwas Geschick. Sie ist aber ganz einfach, wenn Sie den Bewegungsablauf einige Male üben.

Atmen Sie gleichmäßig. Denken Sie vor allem an das Ausatmen. Immer wenn die Bauchmuskeln hart arbeiten, kommt die Atmung etwas zu kurz. Daher besondere Konzentration darauf. Die Lendenwirbelsäule darf den Boden nie verlassen!

DIE KLEINE BRÜCKE

Entspannt die Muskulatur im Lendenbereich. Kräftigt die Pomuskulatur.

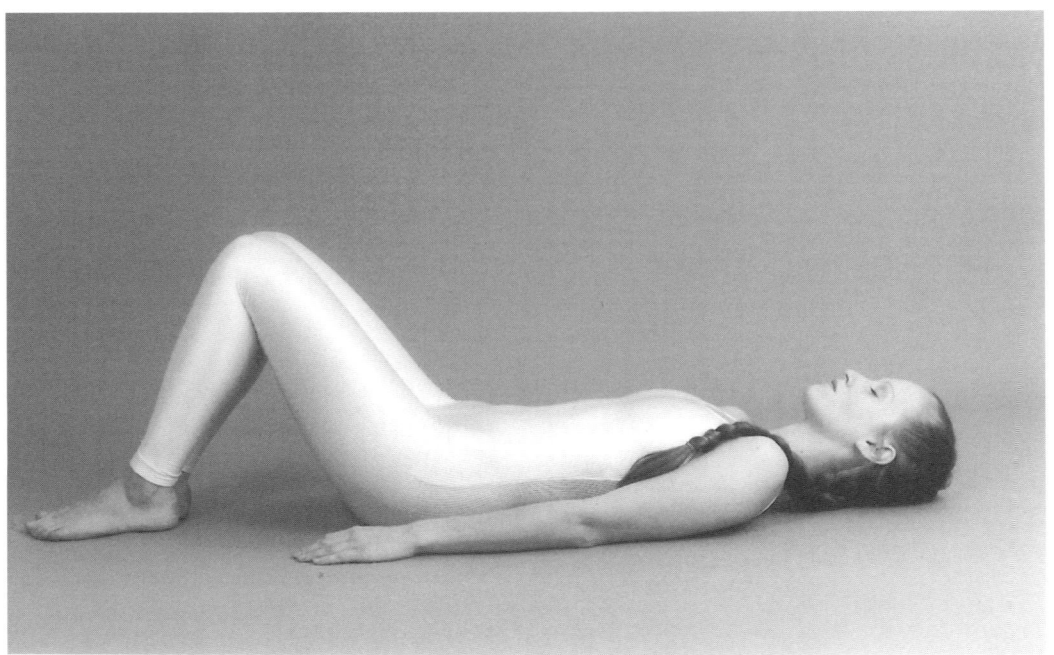

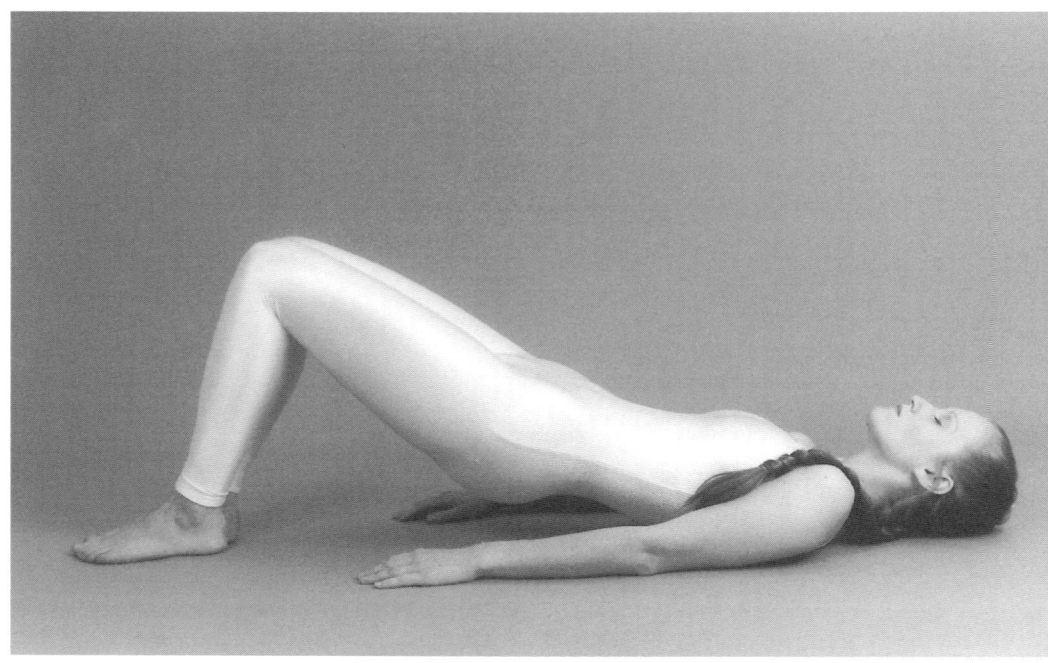

◆ Legen Sie sich flach auf den Boden. Die Arme liegen entspannt seitlich neben dem Körper, die Füße sind aufgestellt. Fühlen Sie Ihren Körper, und nehmen Sie die natürlichen Krümmungen der Wirbelsäule wahr. Wahrscheinlich wird sie im Lenden- und im Halsbereich den Boden nicht berühren.

◆ Spannen Sie nun den Po an, und kippen Sie das Becken, damit die Lendenwirbelsäule den Boden berührt.

◆ Halten Sie den Po fest angespannt, und heben Sie das Becken weiter hoch. Es ist eine Art Aufrollen des Beckens, damit ein Lendenwirbel nach dem anderen den Boden verläßt. Führen Sie die Bewegung nur bis zur Brustwirbelsäule aus. Die Brustwirbelsäule darf den Boden nicht verlassen. Sie dürfen den Po nur so weit hochheben, daß die Mitte der Wirbelsäule am Boden bleibt.

◆ Halten Sie diese Stellung zirka 10 Sekunden. Danach langsam Wirbel für Wirbel absenken, bis Sie wieder in der Ausgangsstellung sind. Wiederholen Sie die Übung mindestens 10mal.

Atmen Sie gleichmäßig, und spannen Sie den Po fest an. Wenn Sie das Becken heben, darf die Mitte der Wirbelsäule den Boden nicht verlassen.

OBERSCHENKELDEHNUNG

Dehnt die vordere Oberschenkelmuskulatur.

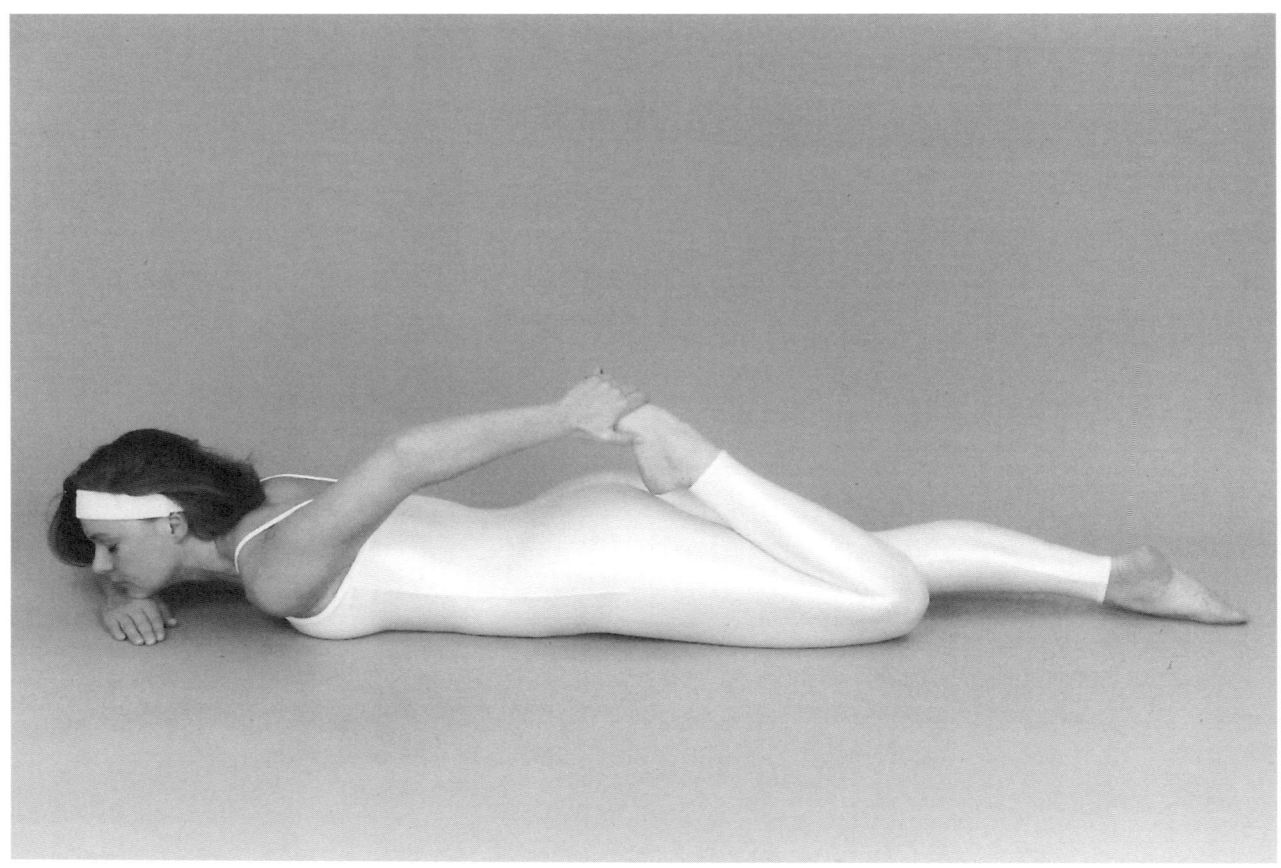

◆ Sie liegen entspannt auf dem Bauch und bringen die linke Ferse zum Po. Mit der linken Hand drücken Sie unter sanftem Druck die Ferse näher zum Po.

◆ Entspannen Sie dabei den ganzen Körper. Fühlen Sie sich locker und genießen Sie einfach die sanfte Dehnung des Oberschenkels.

◆ Dehnen Sie 30 Sekunden lang, und wiederholen Sie die Übung mit dem rechten Bein.

Erinnern Sie sich noch an die Grundsätze des Dehnens? Dehnen Sie den Muskel nur so weit, bis Sie einen sanften Dehnreiz wahrnehmen. Ein Reiz kommt vor dem Schmerz. Der Reiz läßt den Körper erkennen, daß der Muskel gedehnt wird. Sie werden feststellen, daß durch die Entspannung der Muskel dehnbarer wird und sich der Bewegungsumfang erhöht. Ich habe beobachtet, daß besonders Männer zu einer verkürzten vorderen Oberschenkelmuskulatur neigen. Auch Menschen mit einem Hohlkreuz tendieren zu einer Verkürzung der vorderen Oberschenkelmuskulatur. In solchen Fällen ist diese Übung besonders wichtig.

Atmen Sie ruhig. Dehnen Sie 30 Sekunden lang. Führen Sie anschließend die Übung mit dem anderen Bein durch.

FLACH HALTEN

Macht die Wirbelsäule im Lendenbereich flexibel.
Kräftigt den Po und die Bauchmuskulatur.

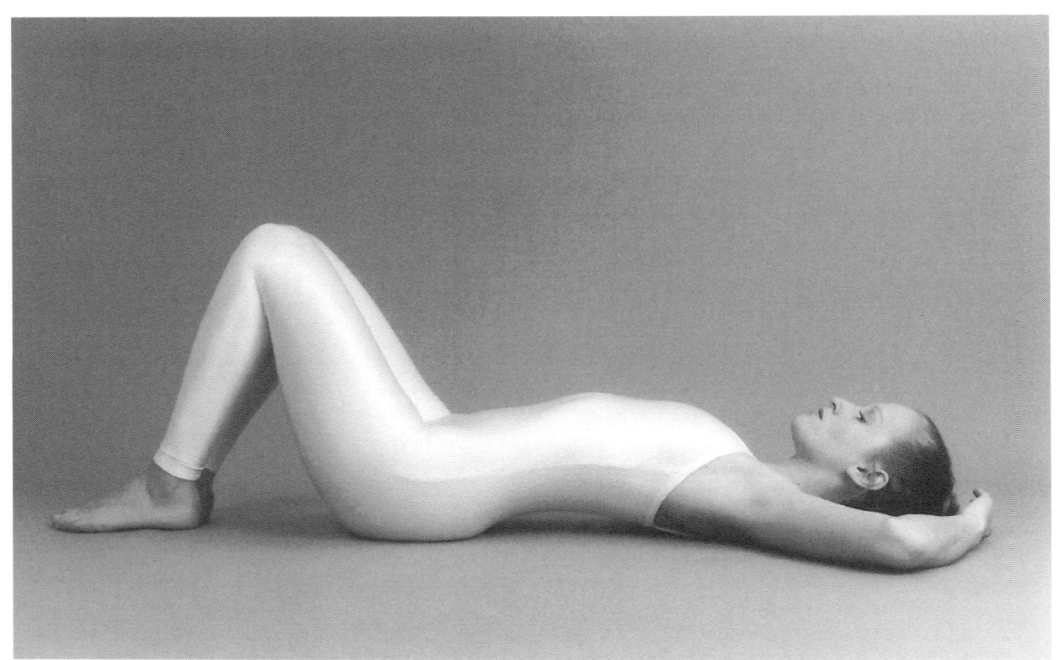

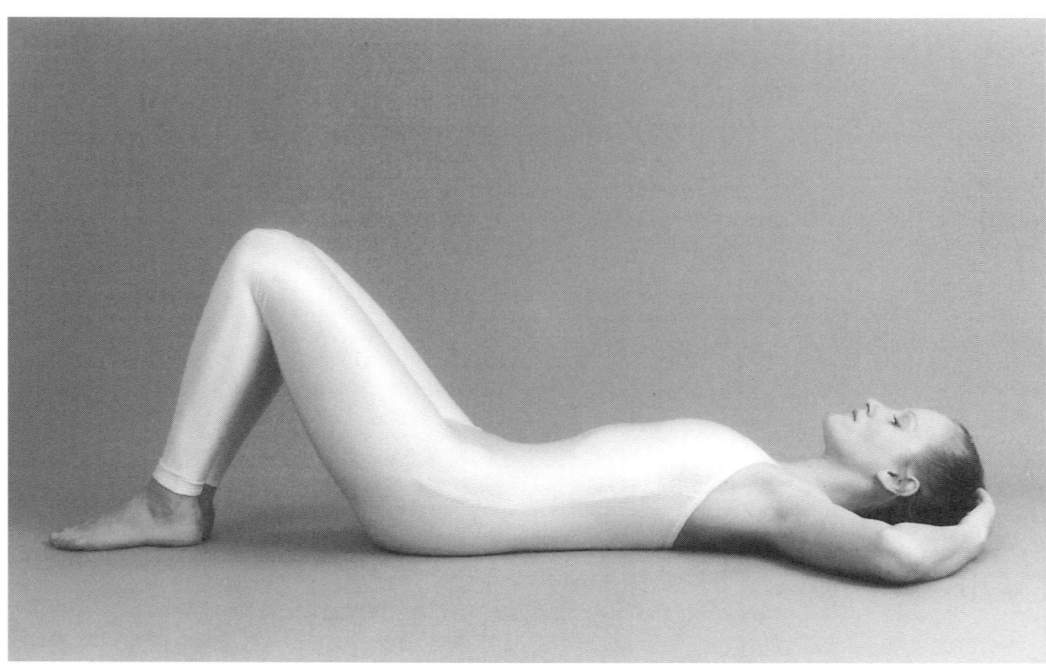

◆ Sie liegen flach auf dem Rücken, legen die Arme über den Kopf entspannt zum Boden und ziehen die Beine an. Entspannen Sie in dieser Position alle Muskeln, auch die Muskeln im Gesicht. Schließen Sie die Augen, atmen Sie ruhig und gleichmäßig, und nehmen Sie die Wölbungen der Wirbelsäule wahr.

◆ Versuchen Sie nun, den Abstand zwischen Lendenwirbelsäule und Boden zu verringern. Pressen Sie durch Rollen des Beckens die Lendenwirbelsäule auf den Boden. Spannen Sie dazu die Po- und die Bauchmuskulatur, und kippen Sie das Becken minimal an.

◆ Halten Sie die Wirbelsäule 5 bis 8 Sekunden fest auf den Boden gepreßt. Kehren Sie zurück zur entspannten Ausgangsstellung, und wiederholen Sie die Übung mindestens 8mal.

Bewegen Sie nur das Becken und die Lendenwirbelsäule. Der restliche Körper bleibt vollkommen entspannt. Sie werden wahrnehmen, wie sich die Bewegung des Beckens über die ganze Wirbelsäule hinweg nach oben bis zum Kopf fortsetzt.
Später können Sie die Übung auch mit ausgestreckten, aber entspannten Beinen durchführen.

Bleiben Sie möglichst entspannt.
Führen Sie die Bewegung mit dem Becken aus, und koordinieren Sie Atmung und Bewegung zu einer feinen Harmonie.

NAHE HERAN

Dehnt die Hüfte und die Muskulatur in der Lendenwirbelsäule.
Entspannt und dehnt die Muskeln im Nackenbereich.

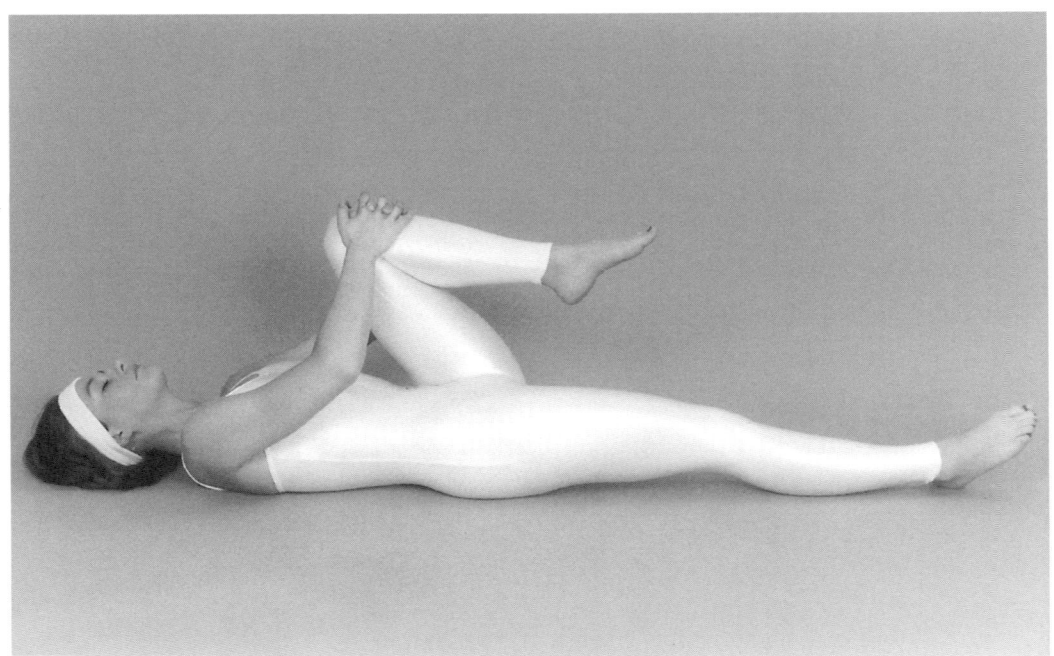

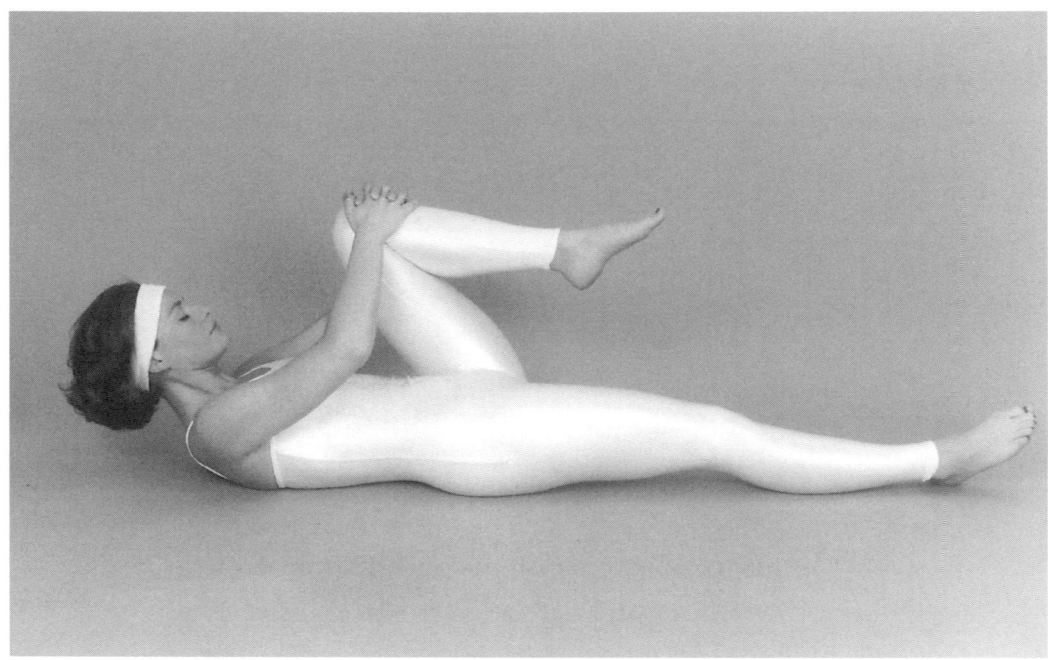

◆ Legen Sie sich auf den Rücken, und ziehen Sie mit beiden Händen das linke Knie zur Brust . Das rechte Bein bleibt entspannt am Boden liegen. Üben Sie nur sanften Druck mit den Händen auf das Knie aus.

◆ Halten Sie diese Position zirka 20 Sekunden. Nehmen Sie wahr, wie das Knie fast von selbst näher an den Körper kommt und sich die Muskeln im Lendenbereich entspannen.

◆ Bewegen Sie nun die Stirn zum Knie. Das Knie muß die Stirn nicht berühren. Viel wichtiger ist es, daß der Nacken völlig entspannt bleibt und die Schulterblätter den Boden nicht verlassen. Atmen Sie dabei langsam aus.

◆ Halten Sie auch diese Position 5 bis 8 Sekunden. Lösen Sie die Übung langsam auf, indem Sie zuerst den Kopf zurück zum Boden senken, die Hände vom Knie nehmen und das Bein entspannt zu Boden legen.

◆ Wiederholen Sie die Übung mit dem rechten Bein. Führen Sie die Übung insgesamt 3mal zu jeder Seite durch.

Achten Sie darauf, daß Sie den Bauch leicht einziehen, wenn Sie das Knie zur Brust führen. Die Lendenwirbelsäule muß fest auf den Boden gepreßt werden. Atmen Sie tief und gleichmäßig.

HÜFTEN ROLLEN

Entspannt die Muskulatur im Lendenbereich.
Macht die Wirbelsäule beweglich.

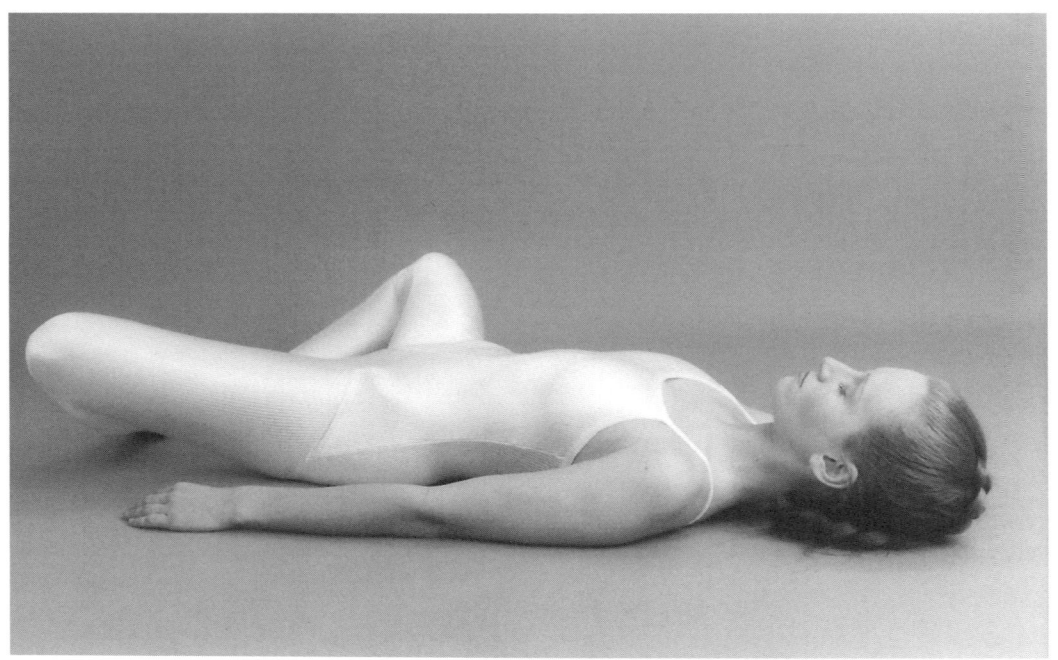

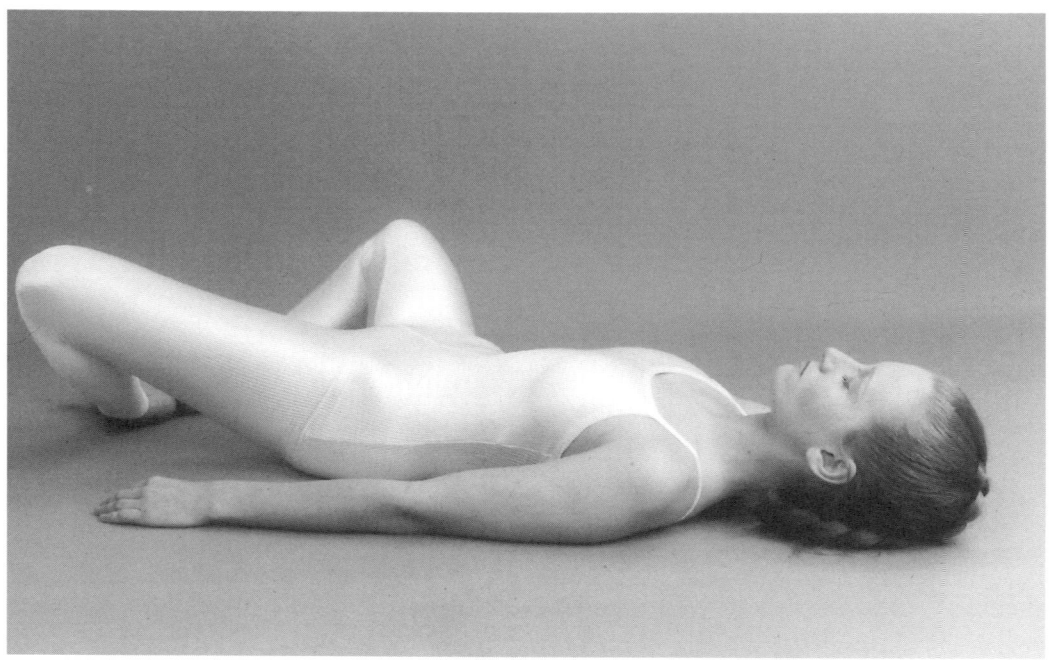

◆ Sie liegen flach auf dem Rücken. Beugen Sie beide Knie, legen Sie die Fersen aneinander, und senken Sie die Knie nach außen zum Boden. Die Arme liegen entspannt seitlich neben dem Körper. Entspannen Sie sich vollkommen, und nehmen Sie die natürlichen Wölbungen der Wirbelsäule wahr.

◆ Beginnen Sie nun das Becken so zu rollen, daß sich der Abstand der Lendenwirbelsäule zum Boden verringert. Versuchen Sie nichts zu erzwingen. Bleiben Sie entspannt, und rollen Sie das Becken einfach nur auf und ab. Fühlen Sie dabei, wie sich die rollenden Bewegungen des Beckens bis hinauf zum Kopf, über die gesamte Wirbelsäule hinweg, fortsetzen. Wenn Sie ganz entspannt sind, werden Sie auch merken, wie die Knie in die Bewegung einfließen.

◆ Wiederholen Sie die Übung 15mal.

Genießen Sie diese Übung und die Bewegung. Wenn Sie vollkommen abschalten, hat diese Übung eine besonders entspannende Wirkung nicht nur auf die Muskulatur im Lendenbereich, sondern auf den gesamten Rücken.

Vermeiden Sie es, Kraft anzuwenden. Diese Übung hat eine äußerst entspannende Wirkung auf die Lendenwirbelsäule. Genießen Sie einfach die Bewegung, und fühlen Sie die Entspannung.

DER FROSCH

Dehnt die Hüften. Macht die untere Wirbelsäule beweglich.

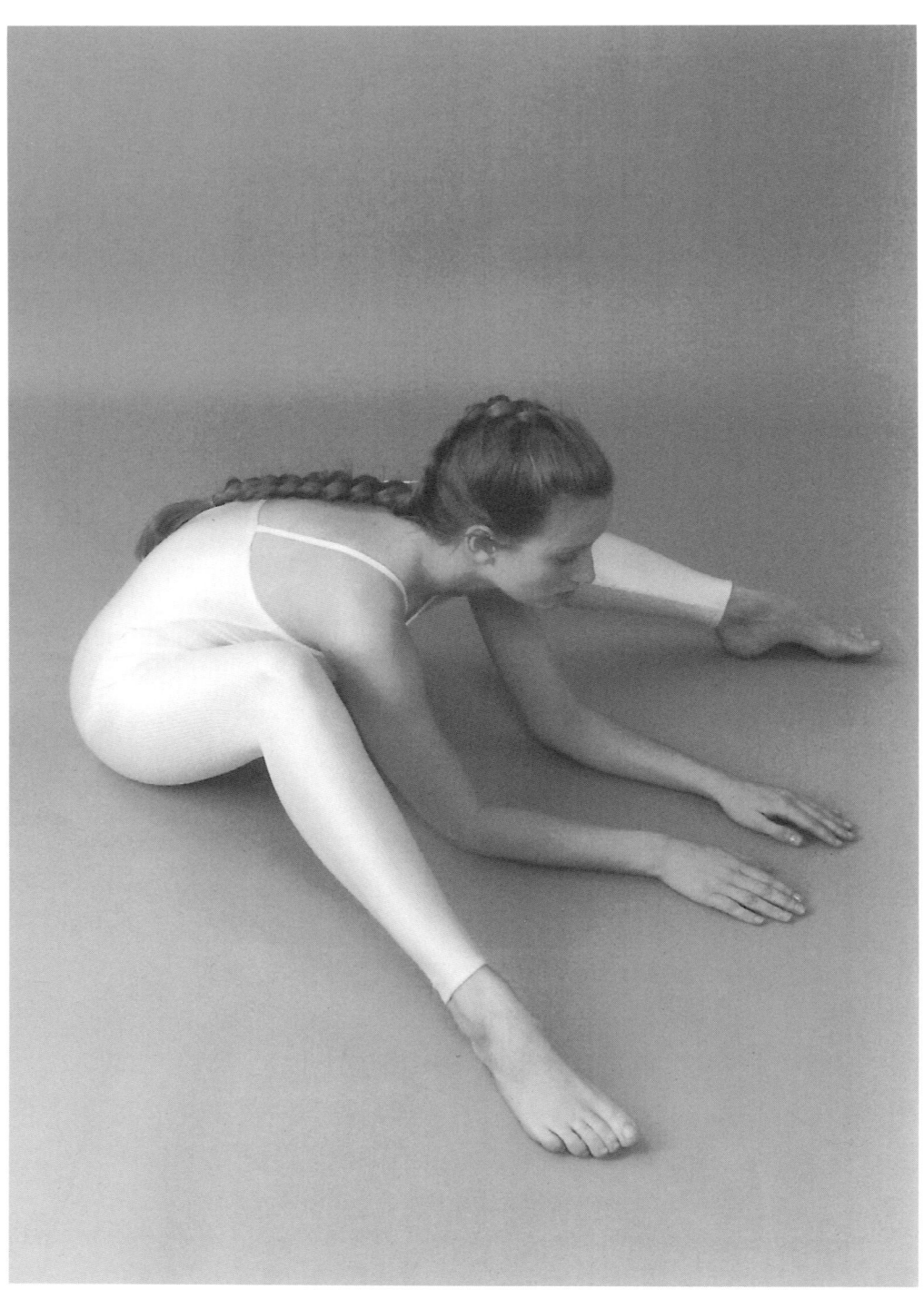

◆ Winkeln Sie die gegrätschten Beine stark an. Bewegen Sie mit geradem Rücken den Oberkörper nach vorn, und legen Sie die Handflächen ungefähr in Höhe der Zehen auf den Boden.

◆ Entspannen Sie sich nun völlig. Fühlen Sie, wie dadurch die Ellenbogen immer näher zum Boden sinken.

◆ Halten Sie dabei den Rücken gerade. Ein runder Rücken übt zuviel Druck auf die Bandscheiben aus: daher das Kinn heben, die Brust leicht anheben und versuchen, den Bauch in Richtung Boden zu senken.

◆ Vermeiden Sie es – wie es häufig falsch gemacht wird –, den Kopf in Richtung Boden zu bewegen.

◆ Entspannen Sie sich 30 Sekunden lang in dieser Position.

Bleiben Sie nicht länger als 30 Sekunden in dieser Position. Sie spüren, wie nach etwa 20 Sekunden Entspannung eintritt und die Arme wie von selbst tiefer zu Boden sinken.

DIE KNIE SEITLICH ZUM BODEN

Dehnt die seitliche Rumpfmuskulatur und die Brustmuskulatur.
Macht die Lendenwirbelsäule beweglich.

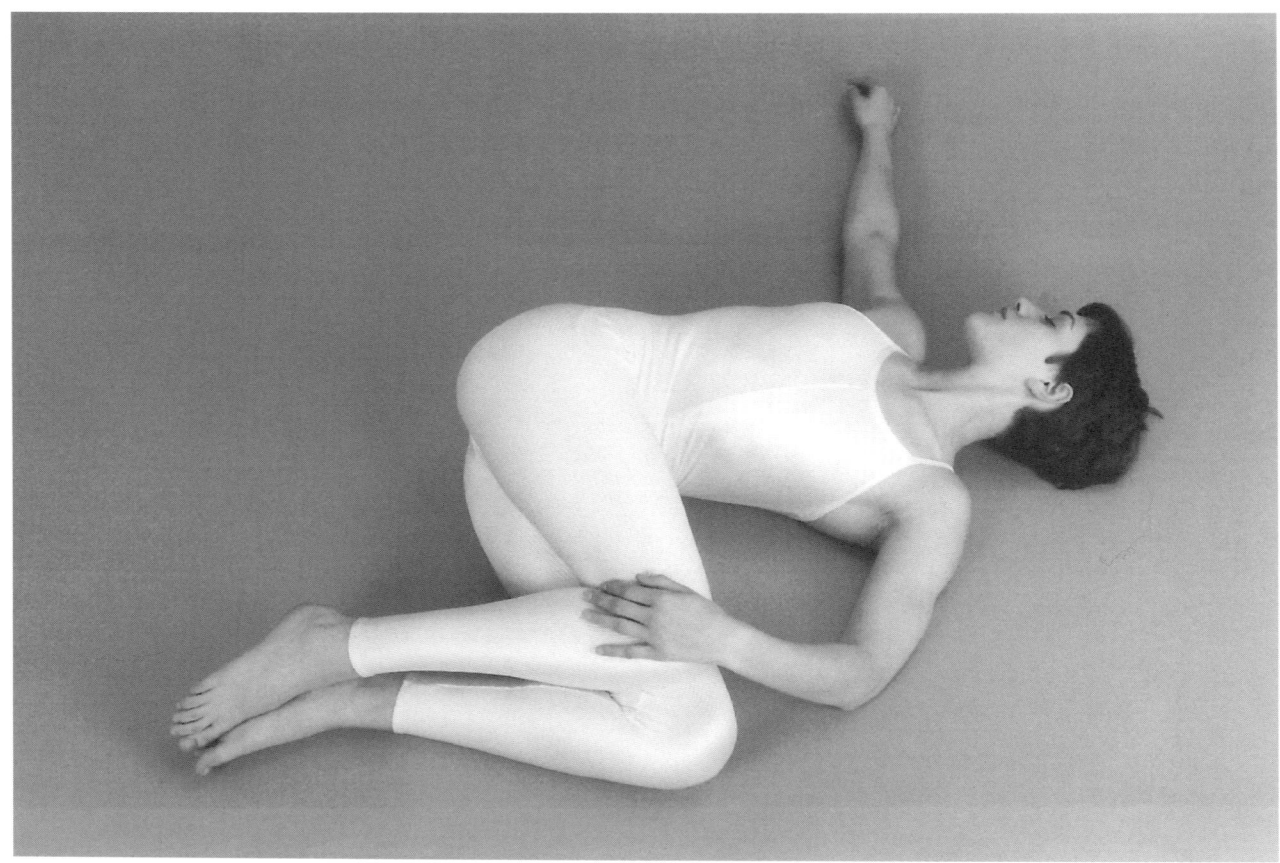

◆ Heben Sie in der Rückenlage beide Knie zum Körper, und strecken Sie beide Arme seitlich vom Körper weg.

◆ Lassen Sie nun die gebeugten Beine nach links zum Boden sinken. Drehen Sie gleichzeitig das Kinn zur rechten Schulter. Achten Sie darauf, daß beide Schultern am Boden bleiben.

◆ Sie können das gebeugte Knie mit der linken Hand unterstützen – entweder etwas anheben oder leicht tieferdrücken.

◆ Bleiben Sie mindestens 30 Sekunden entspannt in dieser Stellung. Lösen Sie die Übung auf, indem Sie die Knie wieder zurück zur Brust heben und den Kopf zur Mitte drehen.

◆ Aus dieser Mittelstellung wiederholen Sie die Übung in die andere Richtung und bleiben auch in dieser Position mindestens 30 Sekunden. Lösen Sie danach die Übung langsam auf.

Wenn Sie die Knie zur Brust heben, achten Sie darauf, daß die Lendenwirbelsäule am Boden bleibt. Atmen Sie während der Dehnung tief und regelmäßig. Fühlen Sie, wie sich dabei der Brustkorb dehnt.

KNIE ÜBERKREUZEN

Dehnt die seitliche Rumpfmuskulatur und die Brustmuskulatur.
Macht die Lendenwirbelsäule beweglich.

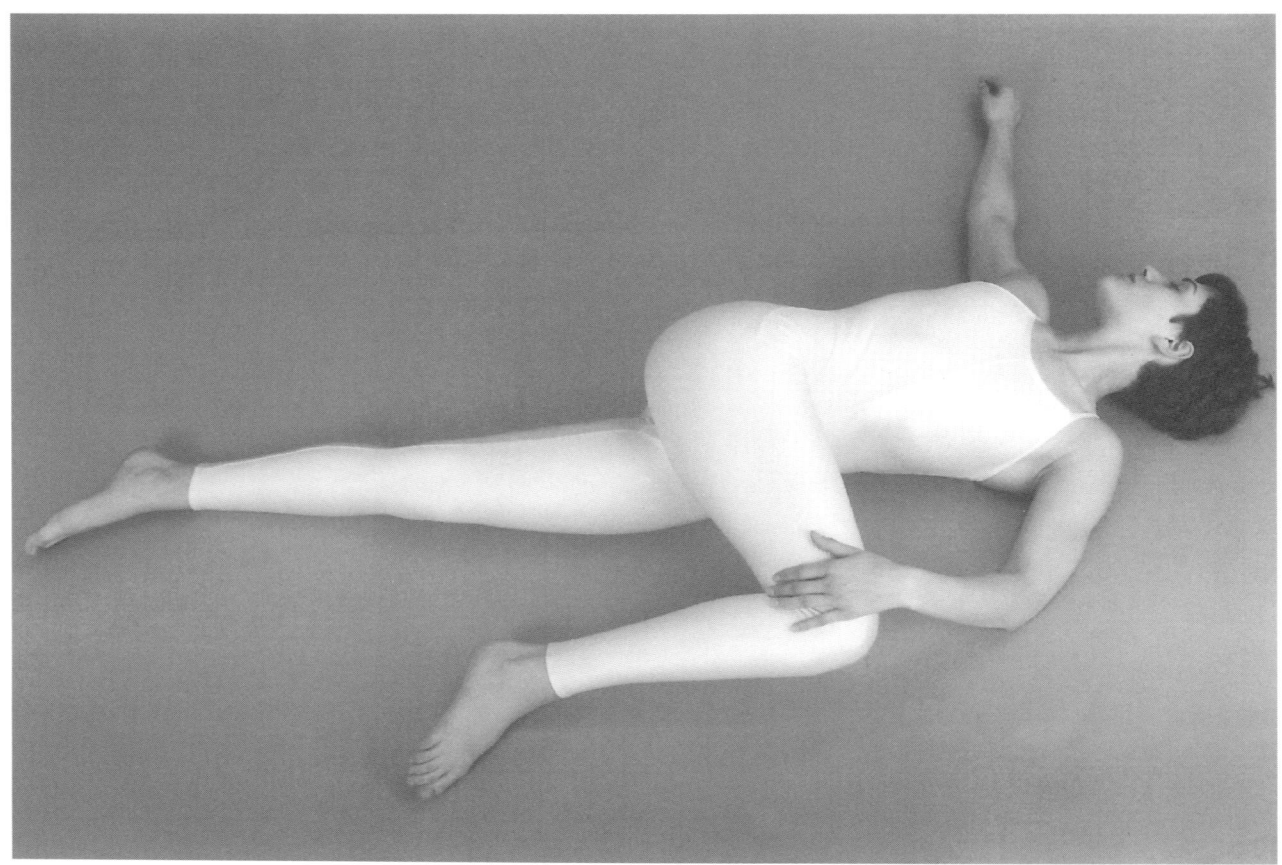

◆ Sie liegen auf dem Rücken und strecken beide Arme seitlich vom Körper weg. Heben Sie das rechte Knie zur Brust. Das linke Bein bleibt entspannt am Boden liegen.

◆ Senken Sie nun das rechte Knie über das gestreckte linke Bein nach links zum Boden. Drehen Sie gleichzeitig das Kinn zur rechten Schulter.

◆ Sie können mit der linken Hand unterstützend mithelfen. Wenn der Dehnreiz zu groß ist, heben Sie das Knie mit der Hand leicht an. Oder erhöhen Sie die Dehnung, indem Sie das Knie mit der Hand sanft zu Boden drücken.

◆ Bleiben Sie 30 Sekunden in dieser Position.

◆ Lösen Sie die Stellung langsam auf: zuerst die Hand vom Knie nehmen, dann das Knie zurück zur Brust heben, den Kopf zur Mitte drehen und das rechte Bein wieder strecken und entspannt am Boden ablegen.

◆ Wiederholen Sie anschließend die Übung in die andere Richtung.

Achten Sie darauf, daß beide Schultern immer am Boden bleiben. Zwingen Sie sich nicht, mit dem Knie den Boden zu berühren. Wichtig ist die Dehnung und nicht, wie weit das Knie zum Boden kommt.

SEITLICHER SITZ

Dehnt die seitliche Rumpfmuskulatur.

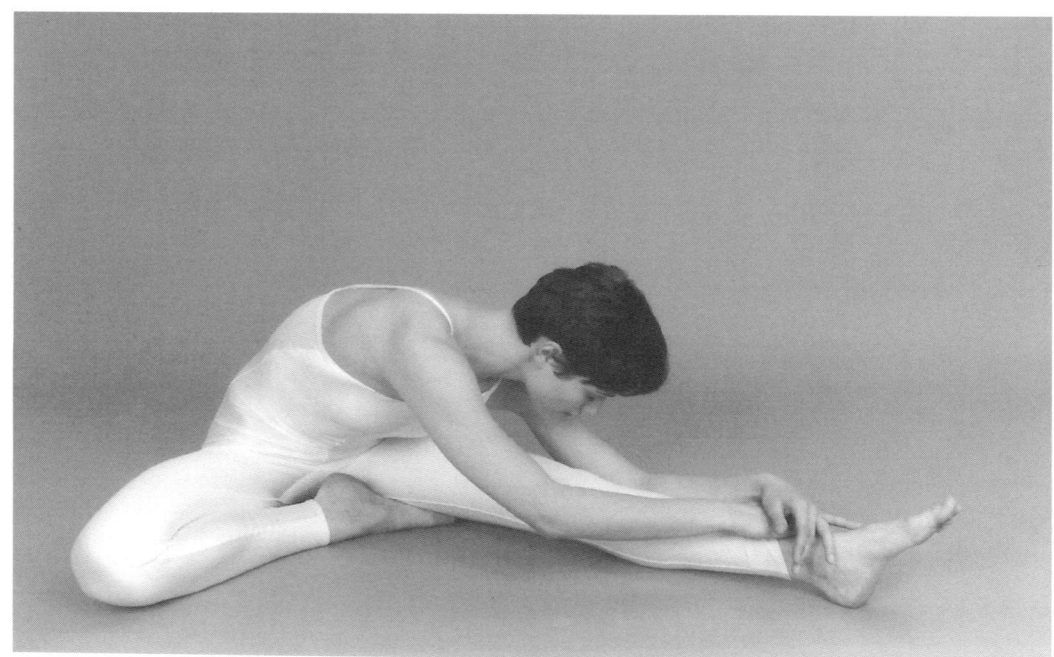

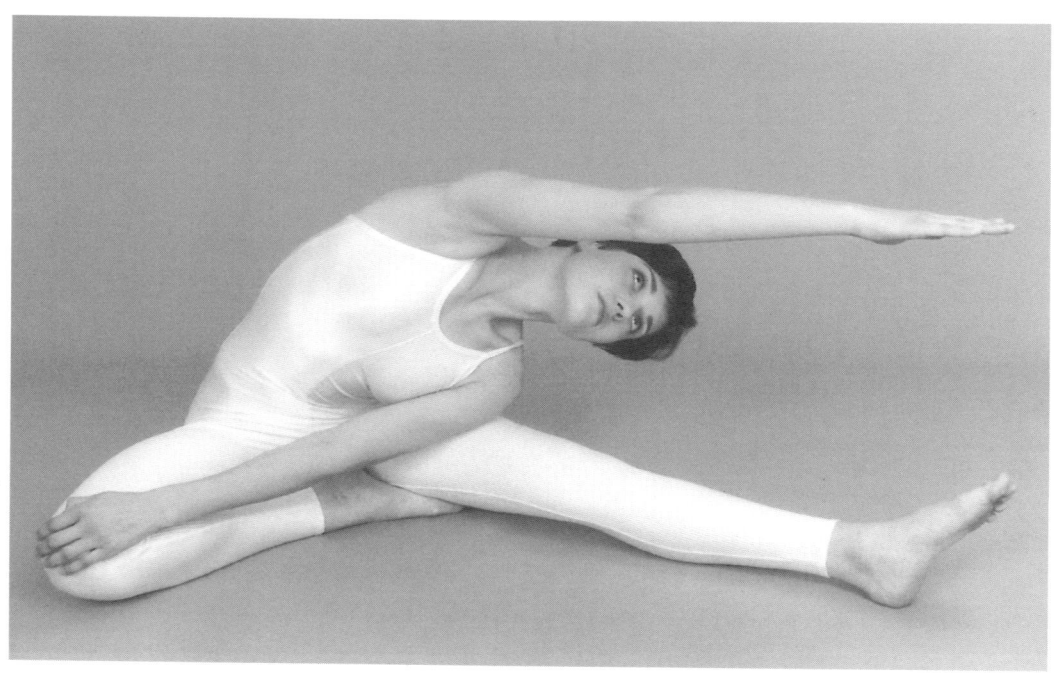

◆ Sie sitzen mit gegrätschten Beinen und winkeln das rechte Knie so an, daß der rechte Fuß am linken Oberschenkel anliegt.

◆ Neigen Sie den Körper nach vorn zum gestreckten linken Bein, und greifen Sie mit beiden Händen so weit wie möglich zu den Zehen. Achten Sie darauf, daß der Rücken gerade bleibt. Wenn Sie den rechten Arm noch weiter nach vorn strecken, werden Sie merken, wie sich die Dehnung der rechten Rumpfmuskulatur dramatisch erhöht.

◆ Halten Sie diese Stellung 30 Sekunden, und kehren Sie danach langsam zur Ausgangsstellung zurück. Lockern Sie die Beine, und wiederholen Sie anschließend die Übung zur anderen Seite.

Eine noch effizientere Möglichkeit:

◆ Sie drehen den Oberkörper weit nach rechts und legen die linke Hand auf das rechte Knie. Neigen Sie in dieser Position den Oberkörper nach vorn zum gestreckten Bein – die linke Schulter zum linken Knie.

◆ Führen Sie gleichzeitig den rechten Arm zum Kopf, und versuchen Sie, mit der Hand so weit wie möglich zu den Zehen zu gelangen. Halten Sie Blickkontakt mit den Fingern des rechten Arms.

◆ Halten Sie die Position 30 Sekunden, lösen Sie die Übung langsam auf, und wiederholen Sie sie zur anderen Seite.

Je weiter Sie den gestreckten Arm aus der Schulter herausstrecken, um so größer ist die Dehnung in der rechten Rumpfmuskulatur. Es ist nicht nur wichtig, wie tief Sie den Körper beugen, sondern auch, wie weit Sie den gestreckten Arm aus der Schulter herausschieben können.

Versuchen Sie beim Vorneigen, den Bauch auf den Oberschenkel zu legen. Vermeiden Sie es, die Stirn zum Knie zu bringen. Halten Sie den Kopf etwas angehoben, und nehmen Sie die Schultern leicht zurück, dann wird auch der Rücken gerade bleiben.

ENTSPANNUNG

Dehnt die Muskulatur im Lendenbereich.

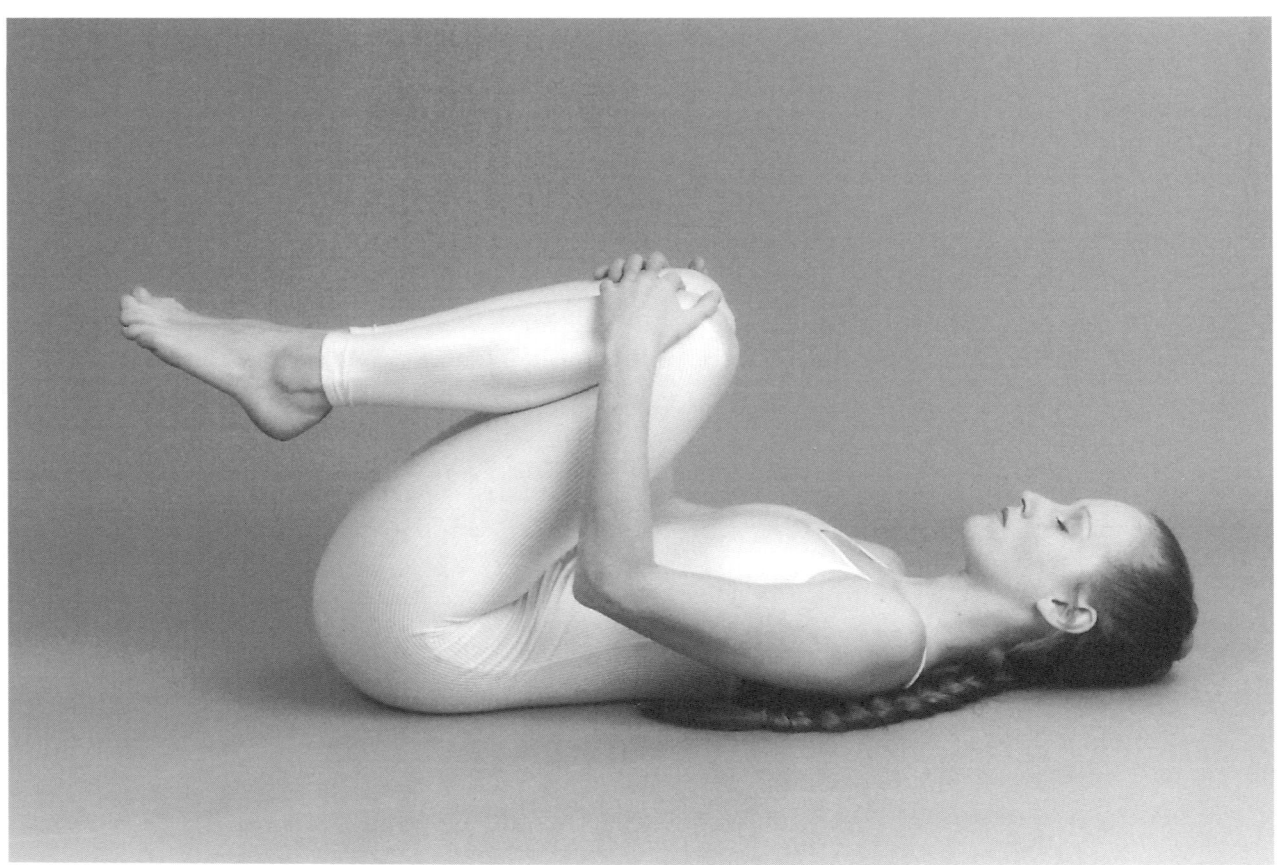

◆ Sie liegen auf dem Rücken und bringen beide Knie zur Brust. Legen Sie beide Hände um die Knie, und drücken Sie ganz sanft die Knie zum Körper.

◆ Wenden Sie keine Kraft auf, um die Knie zur Brust zu drücken. Lassen Sie vielmehr das Gewicht der Hände und der Arme auf den Knien ruhen. Wenn Sie so vorgehen, wird die Schwerkraft für Sie die Arbeit erledigen.

◆ Achten Sie darauf, daß der Po am Boden bleibt. Nur dann kann eine optimale Dehnung eintreten.

◆ Atmen Sie mit geschlossenen Augen ruhig und tief. Entspannen Sie so viele Muskeln wie möglich. Denken Sie daran, daß es auch Muskeln im Gesicht gibt, die ganz einfach zu entspannen sind. Fühlen Sie, und nehmen Sie einfach nur wahr.

Schließen Sie die Augen, und genießen Sie die Übung, solange sie Spaß macht.

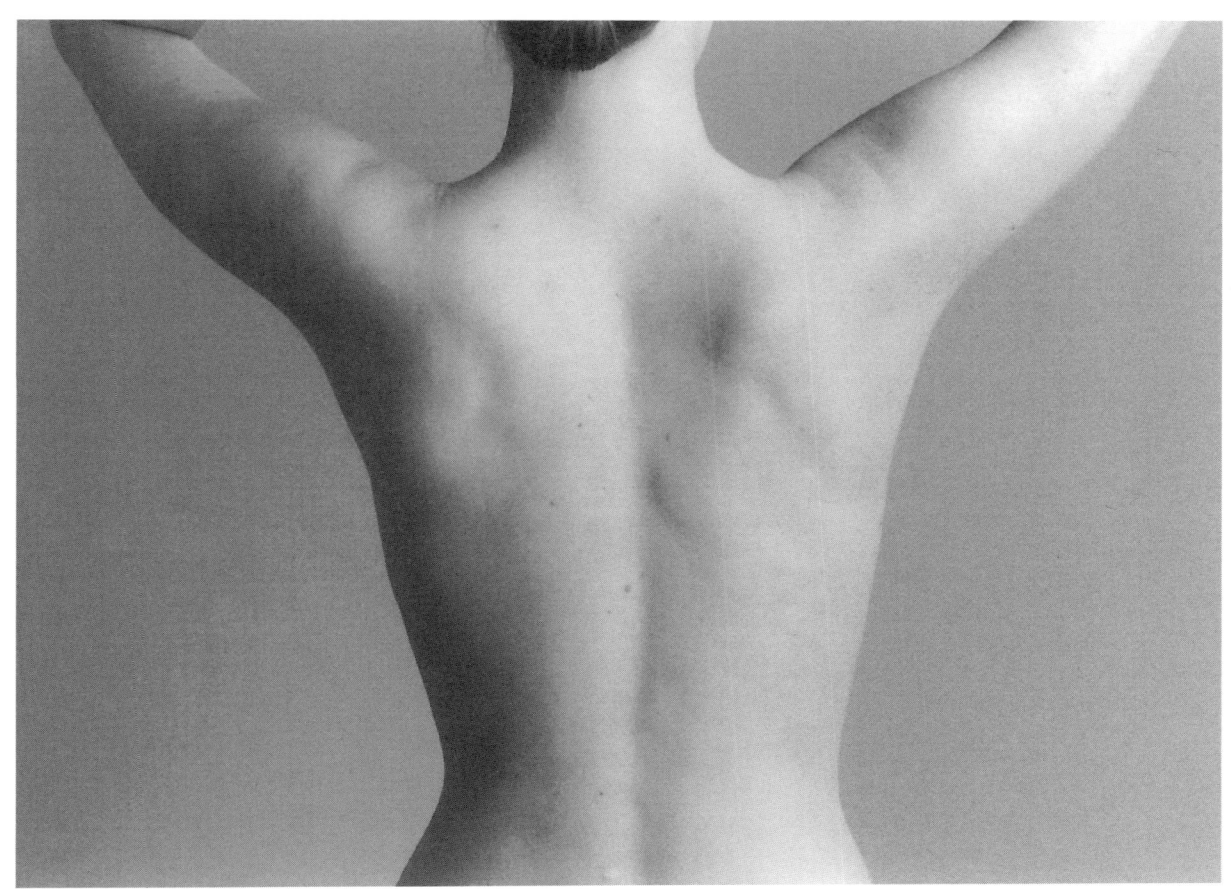

ÜBUNGEN FÜR DEN OBEREN RÜCKEN

SCHULTERN KREISEN

Sorgt für Beweglichkeit im gesamten Schultergürtel.

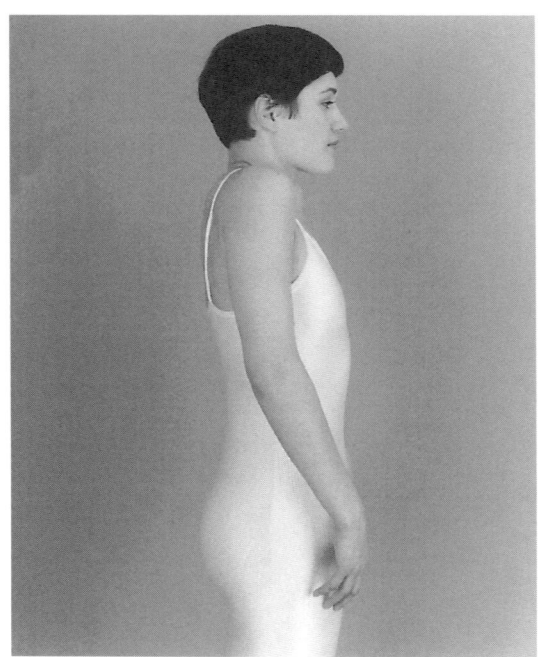
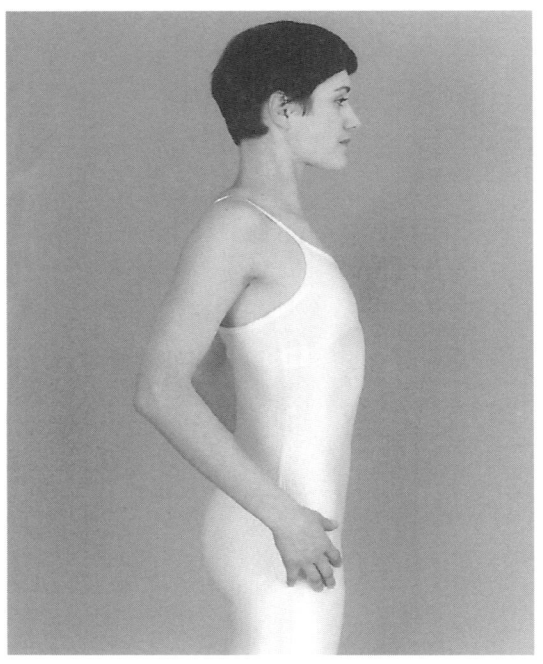
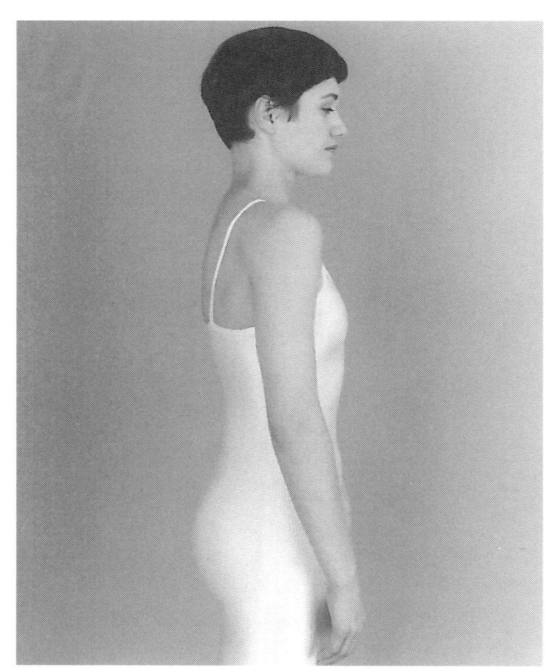

◆ Kontrollieren Sie zuerst Ihre Stand-position. Erst wenn sie korrekt ist und Sie fühlen, daß die Wirbelsäule lang ist, dürfen Sie mit der Übung beginnen.

◆ Ziehen Sie beide Schultern hoch zu den Ohren. Kreisen Sie dann die Schultern möglichst weit zurück, rückwärts tief und vor dem Körper wieder hoch zu den Ohren. Die Schultern beschreiben einen möglichst großen Kreis.

◆ Wichtig ist vor allem die Kreisbewegung hinter dem Körper, denn sie stärkt die obere Rückenmuskulatur. Die Kreisbewegung vor dem Körper kann entspannt durchgeführt werden.

◆ Kreisen Sie je 8mal vor- und rückwärts.

Eigenkontrolle ist sehr wichtig. Bei jeder Rückwärtsbewegung neigen wir dazu, in der Lendenwirbelsäule nachzugeben. Achten Sie besonders darauf, daß die Wirbelsäule aufrecht bleibt. Spannen Sie den Po fest an. Konzentrieren Sie sich darauf, daß Sie nur die Schultern bewegen. Sollte sich die Wirbelsäule mitbewegen, verkleinern Sie einfach die Kreise. Vergrößern Sie sie wieder, sobald der Bewegungsablauf richtig ist.

Fixieren Sie die Wirbelsäule.
Wenn Sie kreisen, darf sich die Wirbelsäule weder im oberen noch im unteren Bereich bewegen.

GROSSE KREISE

Kräftigt die obere Rückenmuskulatur.
Macht den Schulterbereich geschmeidig.

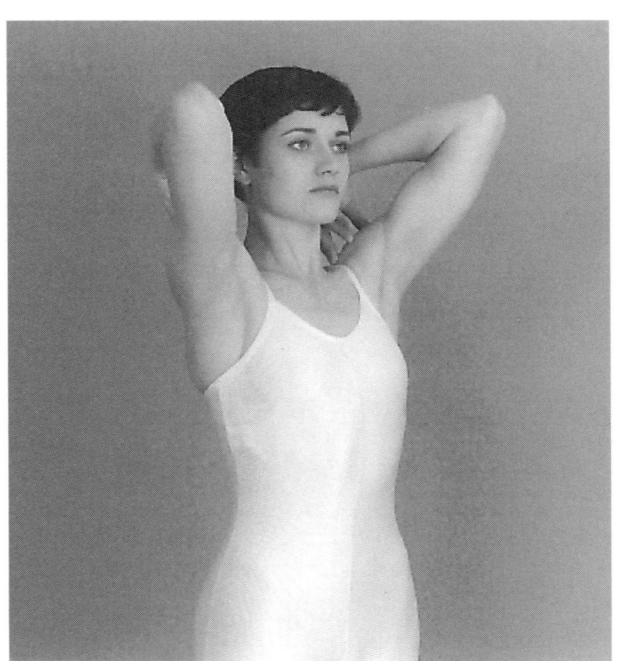
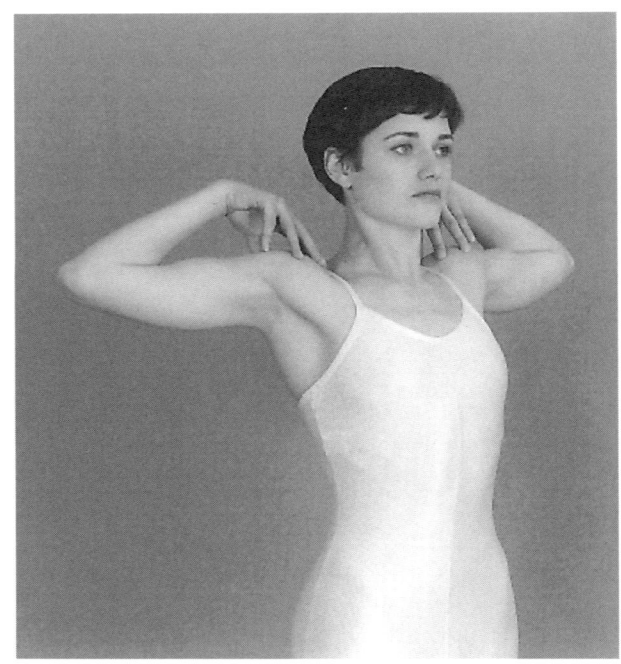

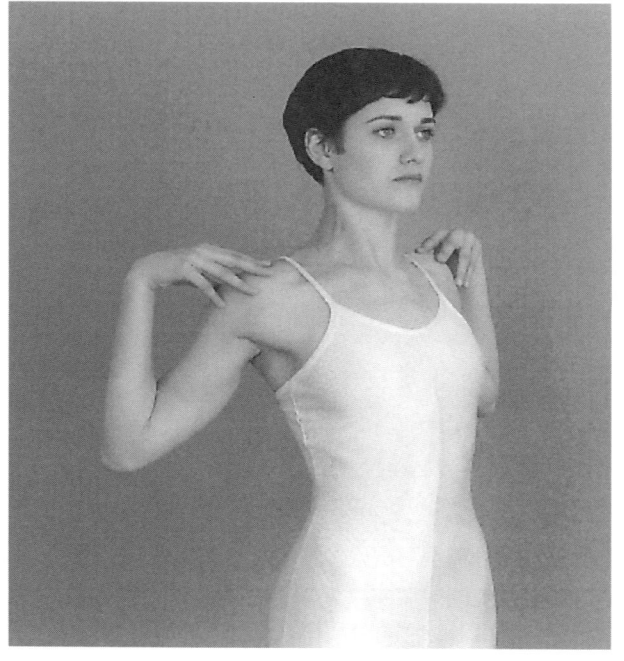
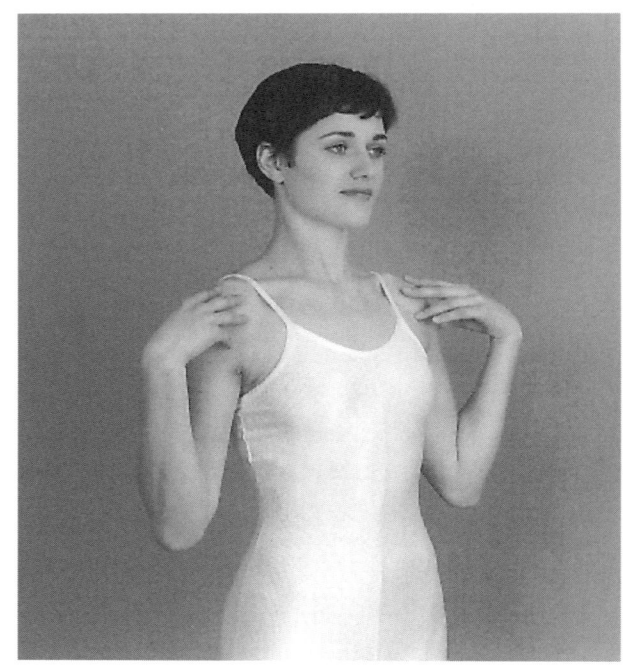

◆ Legen Sie in der richtigen Standposition die Hände auf die Schultern. Sie können dabei die Beine leicht öffnen.

◆ Beschreiben Sie nun mit den Ellenbogen große Kreise nach rückwärts. Sie bringen zuerst die Ellenbogen ganz hoch und drehen sie dann in einem großen Kreis rückwärts – insgesamt 8mal.

◆ Ändern Sie dann die Richtung, und führen Sie Vorwärtskreise durch – ebenfalls 8mal.

Wieder ist es die Kreisbewegung hinter dem Körper, die den Rücken stärkt. Achten Sie also darauf, daß die Kreise hinter dem Körper groß sind. Die Kreisbewegung vor dem Körper kann entspannt durchgeführt werden.
Fixieren Sie den Rücken. Achten Sie darauf, daß Sie in der Lendenwirbelsäule nicht nachgeben, wenn Sie die Kreisbewegungen durchführen.

Denken Sie an Ihre Atmung. Versuchen Sie sie an die Bewegung anzupassen. Einatmen, wenn die Ellenbogen hochgehen; ausatmen, wenn die Ellenbogen tiefgehen.

HOCH HINAUS

Kräftigt die Schultermuskulatur. Erhöht die Beweglichkeit im Schultergürtel.

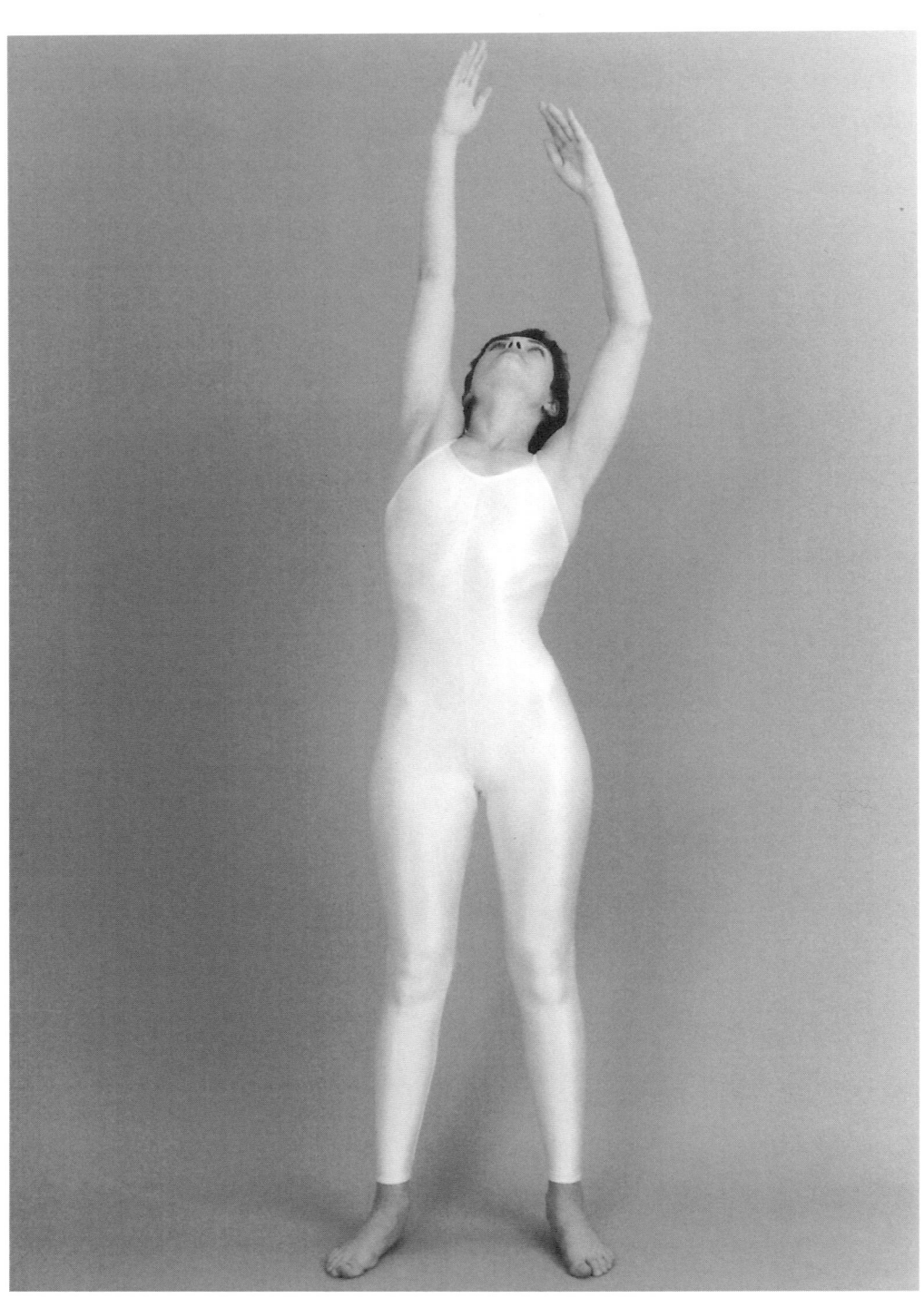

◆ Ausgangsposition ist der richtige Stand. Der Po ist fest angespannt, das Becken hochgekippt. Halten Sie aber die Beine leicht geöffnet.

◆ Führen Sie beiden Arme über den Kopf nach oben. Schieben Sie zuerst den rechten Arm so weit wie möglich aus dem Schultergelenk heraus nach oben. Halten Sie die maximale Streckung 5 Sekunden.

◆ Entspannen Sie den rechten Arm in der Schulter, und führen Sie die Übung mit dem linken Arm durch.

◆ Wiederholen Sie die Übung 10- bis 15mal. Versuchen Sie, die Übungen zu einem harmonischen Tanz verschmelzen zu lassen.

Wenn Sie glauben, schon maximal nach oben gegriffen zu haben, versuchen Sie einfach, noch ein Stückchen höher zu gelangen. Sie werden sehen, es geht.

HOCH ÜBER DEN KOPF

Kräftigt die obere Rückenmuskulatur und die Schultern.
Macht die Schultergelenke beweglich.

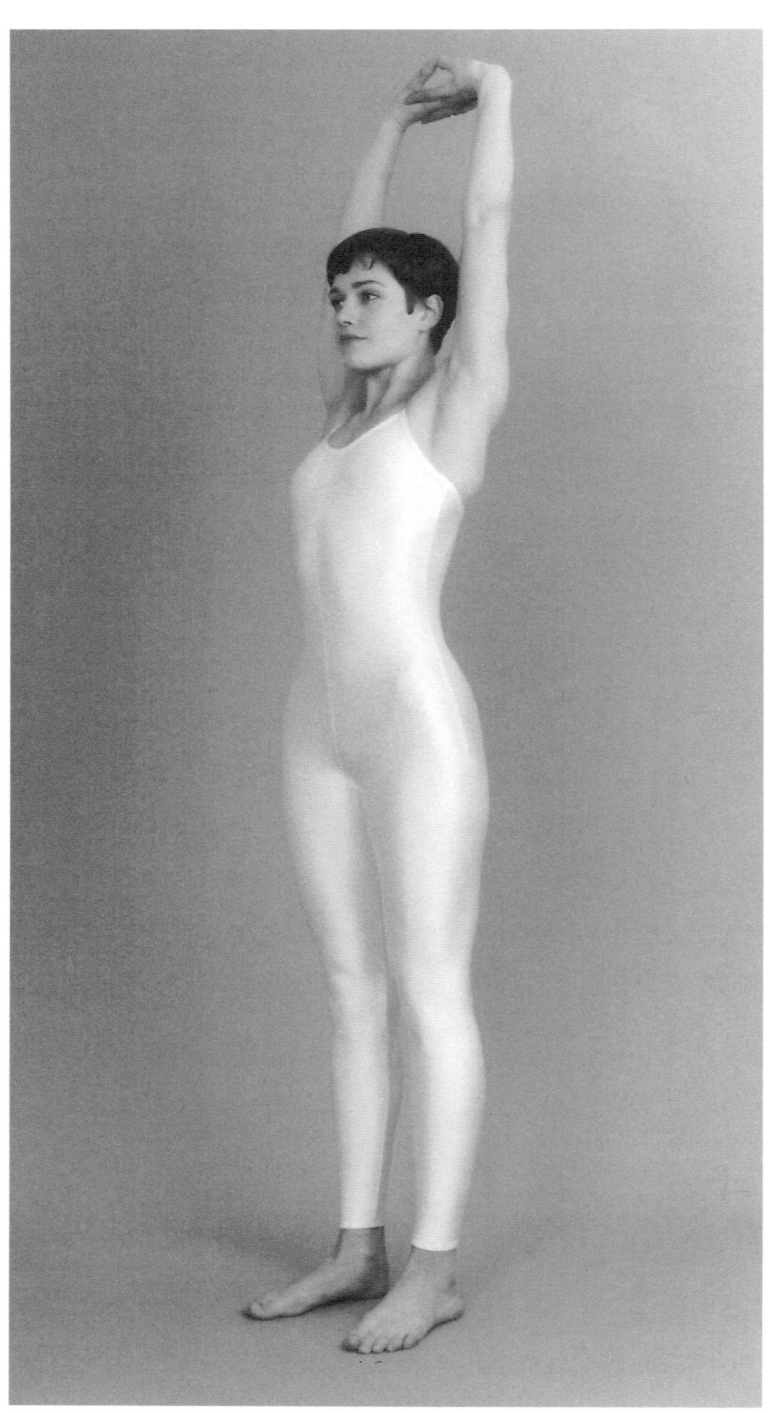

◆ Ausgangsposition ist der richtige Stand: Knöchel – Hüfte – Schulter – Ohr sind in einer Linie. Der Po ist fest angespannt, das Becken angekippt. Das Körpergewicht ist leicht in Richtung Fersen verlagert. Flechten Sie die Finger ineinander, und strecken Sie die Arme über den Kopf nach oben. Drehen Sie dabei die Handflächen nach oben.

◆ Strecken Sie zuerst die Arme so hoch wie möglich über den Kopf weit aus den Schultern heraus. Erst wenn Sie den höchstmöglichen Punkt erreicht haben, bewegen Sie die Arme nach rückwärts. Halten Sie dabei die Streckung aus den Schultergelenken. Die Bewegungsrichtung ist zuerst nach oben und dann gleichzeitig nach rückwärts. Nicht, wie es oft falsch gemacht wird, nur nach rückwärts.

◆ Halten Sie diese Position 5 bis 8 Sekunden.

Achten Sie immer auf Ihren richtigen Stand. Der Rücken darf sich nicht mitbewegen, fixieren Sie besonders den Lendenbereich. Halten Sie den Nacken entspannt. Dadurch bewegt sich der Kopf, wie es der natürlichen Bewegung entspricht.

Bewegen Sie die Wirbelsäule nicht. Die Bewegung wird aus den Schultern geführt. Strecken Sie zuerst die Arme hoch, und führen Sie sie dann zurück.

WEIT VOR UND ZURÜCK

Kräftigt die obere Rückenmuskulatur.
Dehnt die Brustmuskulatur. Hält den Schultergürtel beweglich.

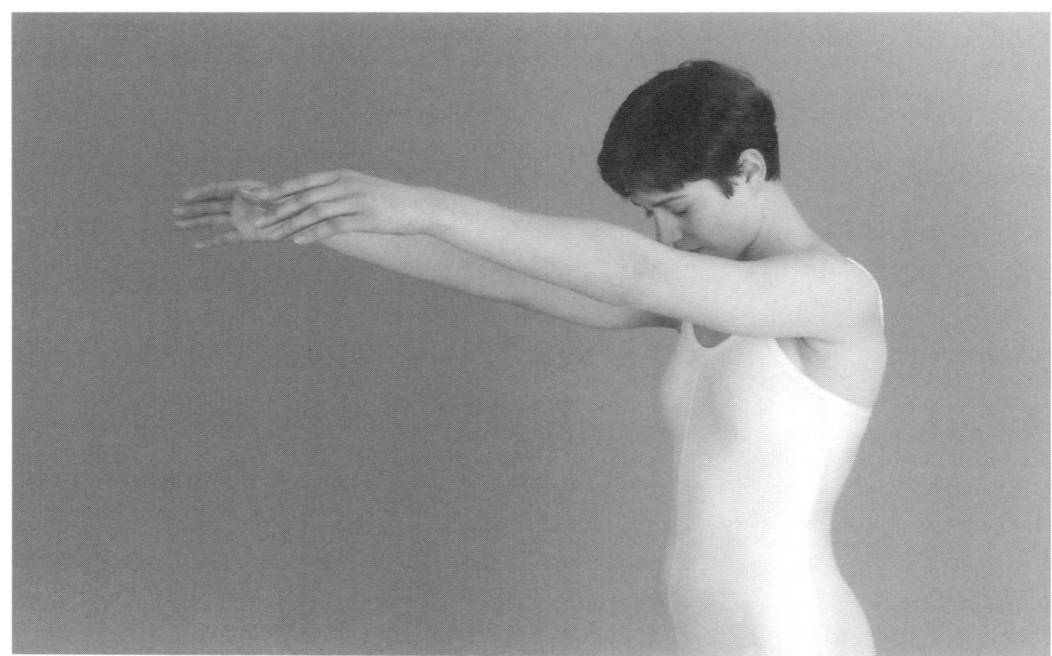

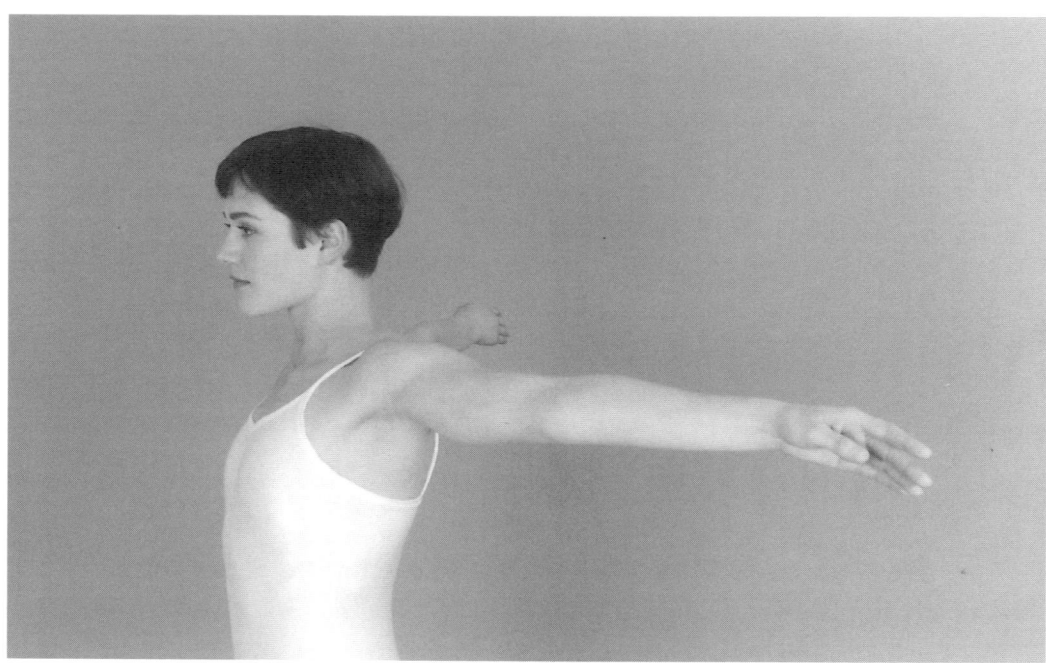

◆ Beginnen Sie mit der richtigen Stand-position. Bringen Sie die Arme seitlich vom Körper, waagrecht zum Boden. Füh-ren Sie dann die Arme waagrecht vor den Körper, die Finger berühren sich nicht. Die Handflächen zeigen zueinander.

◆ Strecken Sie nun die Arme so weit wie möglich vom Körper weg – weit aus den Schultergelenken heraus. Ziehen Sie dabei den Bauch ein, und stellen Sie das Becken auf.

◆ Atmen Sie tief und lang aus, und strecken Sie dabei die Arme noch weiter vom Körper weg. Sie werden sehen, es geht immer noch ein Stückchen weiter. Halten Sie den Kopf entspannt.

◆ Verweilen Sie 6 bis 8 Sekunden in die-ser Position.

◆ Atmen Sie wieder ein, und führen Sie die Arme in einem weiten Bogen hinter den Körper. Heben Sie gleichzeitig den Kopf wieder hoch. Achten Sie darauf, daß die Arme nicht absinken und parallel zum Boden bleiben.

◆ Verweilen Sie auch in dieser Position 6 bis 8 Sekunden, atmen Sie aus, und wiederholen Sie die gesamte Übung 4mal.

Vergessen Sie nicht, den Rücken zu fixie-ren. Vor allem der Lendenbereich muß stabil bleiben, da er bei der Rückwärts-bewegung gerne nachgibt. Setzen Sie die obere Rückenmuskulatur ein, und ziehen Sie die Schulterblätter etwas zusammen.

Achten Sie darauf, daß Sie den Po fest anspannen und das Becken immer angekippt bleibt. Versuchen Sie das Körpergewicht in allen Übungsphasen auf den Fersen zu halten.

TIEFER HEBEL

Dehnt hervorragend die Brustmuskulatur.
Erhöht die Beweglichkeit im Schulterbereich.

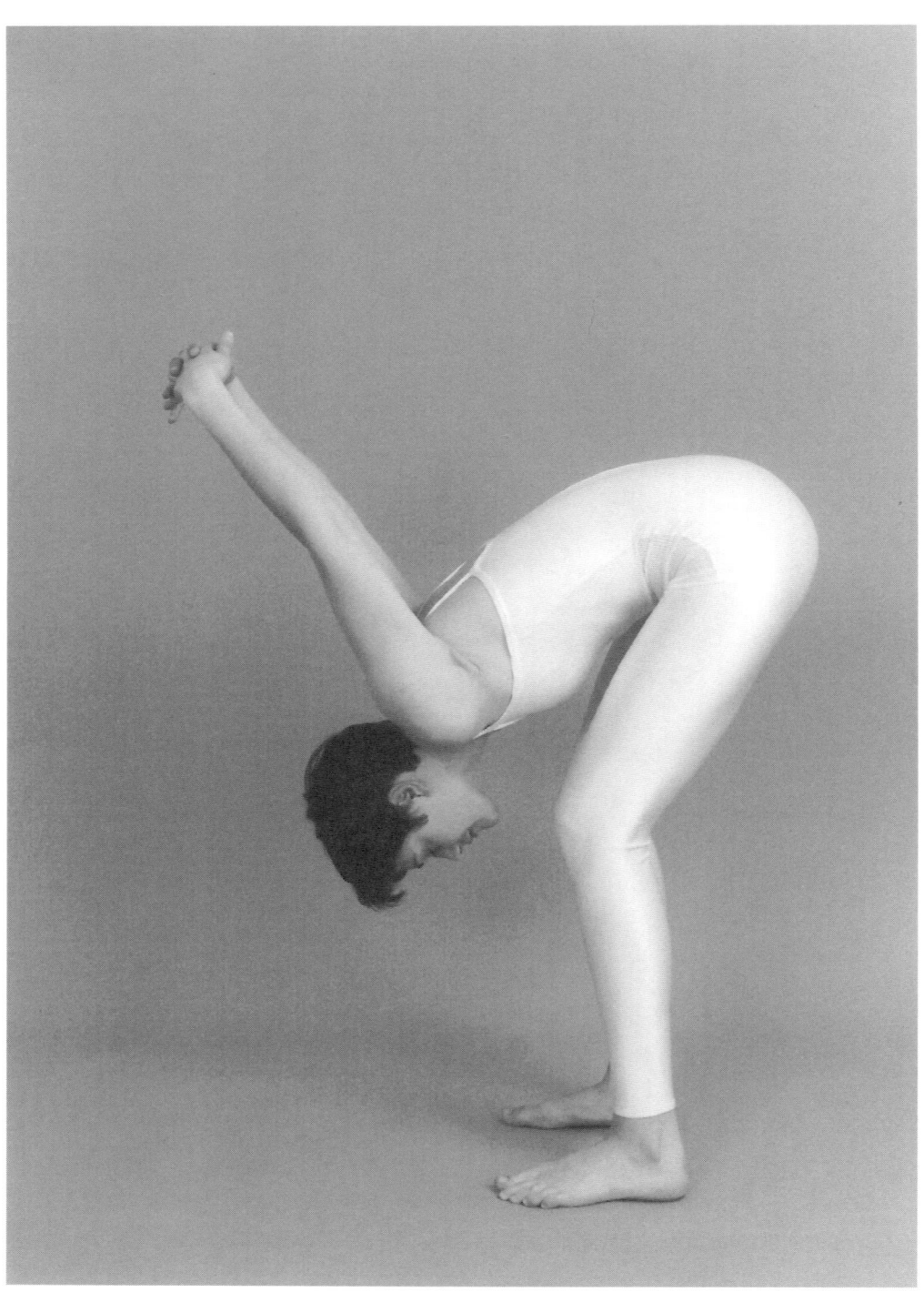

◆ Beginnen Sie aufrecht stehend. Legen Sie die Hände hinter dem Körper ineinander. Beugen Sie nun die Knie leicht, neigen Sie den Oberkörper tief, und ziehen Sie gleichzeitig die Arme über den Kopf zu Boden.

◆ Je tiefer Sie den Oberkörper neigen, um so stärker wirkt die Schwerkraft auf Ihre Arme. Entspannen Sie sich, und nehmen Sie wahr. Atmen Sie ruhig und gleichmäßig.

◆ Bleiben Sie zirka 20 bis 30 Sekunden in dieser Position.

◆ Zum Lösen der Übung legen Sie die Hände auf den Po und richten den Oberkörper bei gebeugten Knien langsam, Wirbel für Wirbel, auf. Zuerst den Oberkörper aufrichten, dann die Knie strecken.

Achten Sie auf eine ruhige und gleichmäßige Atmung, besonders wenn Sie den Körper aufrichten. Während des Aufrichtens und im Stand den Po anspannen und das Becken hochkippen.

OBERKÖRPER-TWIST

Dehnt und kräftigt die gesamte Rumpfmuskulatur schleifenförmig.

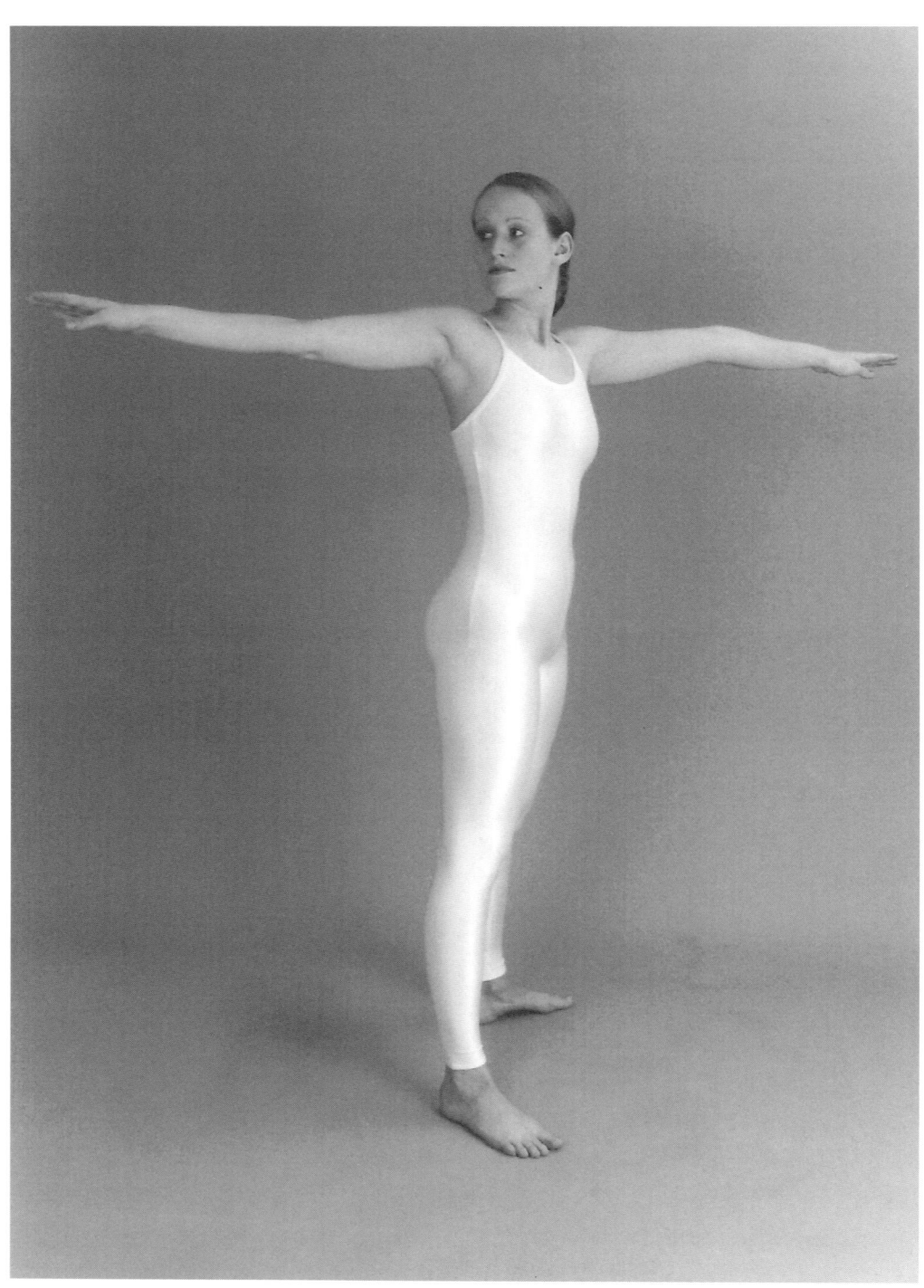

◆ Öffnen Sie die Beine hüftbreit, und suchen Sie einen festen Stand auf beiden Füßen. Halten Sie den Po fest angespannt, und kippen Sie das Becken an. Führen Sie die Arme seitlich hoch in die Waagrechte, und schieben Sie die Finger weit vom Körper weg. Halten Sie diese Schulterposition während der ganzen Übung.

◆ Drehen Sie den Oberkörper nach rechts, ohne dabei die Hüfte mitzudrehen. Der richtige Effekt wird nur dann erzielt, wenn das Becken in der Körpermitte fixiert bleibt. Drehen Sie den Kopf mit der Bewegung mit, indem Sie Blickkontakt mit den Fingern der rechten Hand halten.

◆ Die Drehbewegung ist wie eine Aufwärtsspirale. Achten Sie darauf, daß Sie beim Drehen groß werden und nicht in sich zusammensinken.

◆ Drehen Sie den Körper so weit wie möglich, und halten Sie die Maximalposition 20 Sekunden.

◆ Lösen Sie die Stellung, indem Sie den Körper zurück zur Mitte drehen, und wiederholen Sie die Übung zur linken Seite.

Besonders bei Drehbewegungen muß die Gesäßmuskulatur so fest wie möglich angespannt werden. Drehen Sie den Körper aufwärts, damit Sie fühlen, wie die Wirbelsäule auseinandergedreht wird. Vermeiden Sie es, abwärts zu drehen.

ROTATION

Dehnt den oberen Rücken. Macht den Schultergürtel beweglich.

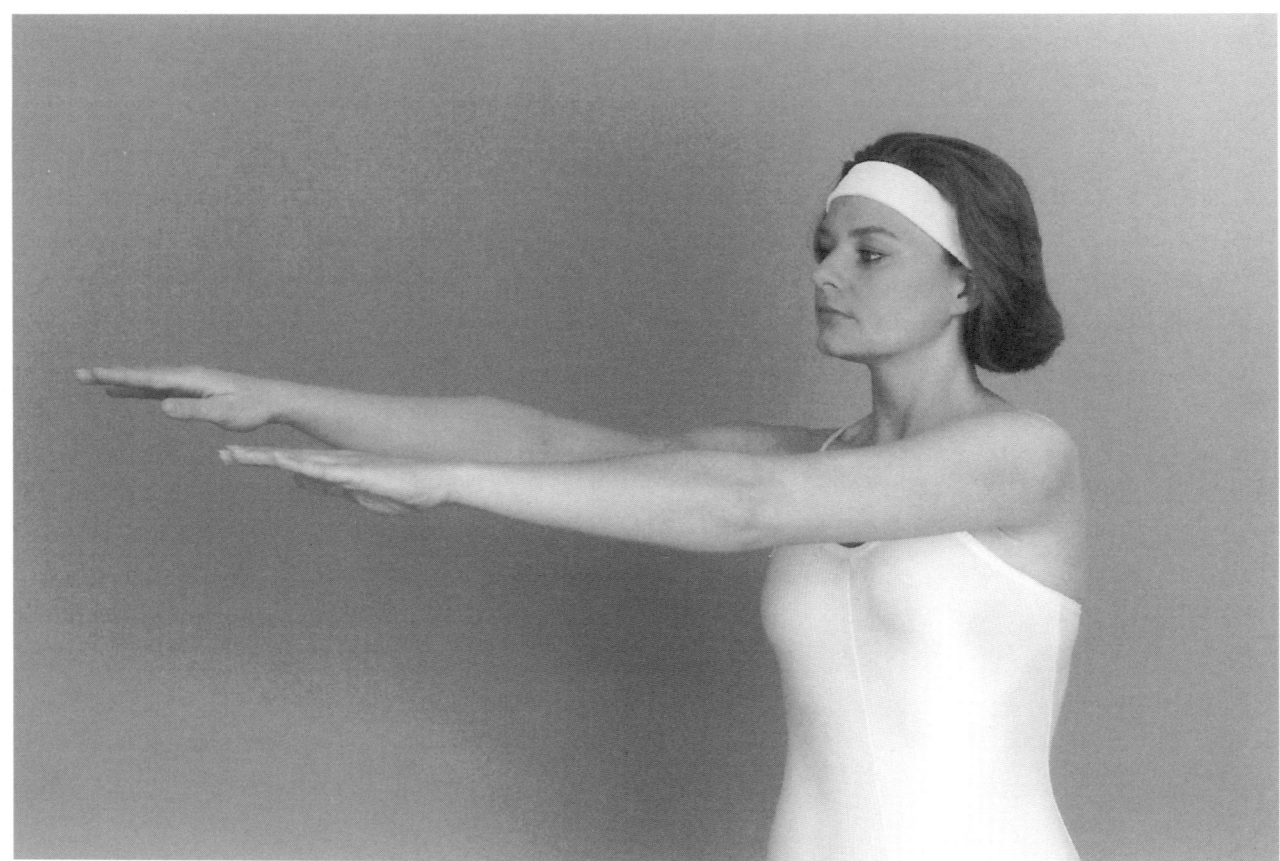

◆ Stehen Sie mit leicht geöffneten Beinen. Der Po ist fest angespannt, das Becken leicht angekippt, die Wirbelsäule ist bis zum Hals so lang wie möglich gestreckt.

◆ Führen Sie die Arme seitlich hoch in die Waagrechte, und strecken Sie beide Arme so weit wie möglich vom Körper weg.

◆ Führen Sie nun den linken Arm vor dem Körper zu den Fingern der rechten Hand. Der Schultergürtel darf sich nicht mitdrehen und muß in seiner zentralen Position fixiert bleiben. Schieben Sie den linken Arm weit aus der Schulter heraus. Nur so können Sie näher an die Finger der rechten Hand herankommen.

◆ Halten Sie die bestmögliche Streckung 5 bis 8 Sekunden, kehren Sie dann zur Ausgangsposition zurück, und wiederholen Sie die Übung zur anderen Seite.

◆ Wiederholen Sie die gesamte Übung insgesamt 5mal.

Halten Sie den Körper in seiner aufrechten Position, und bewegen Sie nur die Arme in den Schultergelenken.

HEBEL RÜCKWÄRTS

Dehnt die Brustmuskulatur. Macht den Schultergürtel beweglich.
Kräftigt die obere Rückenmuskulatur.

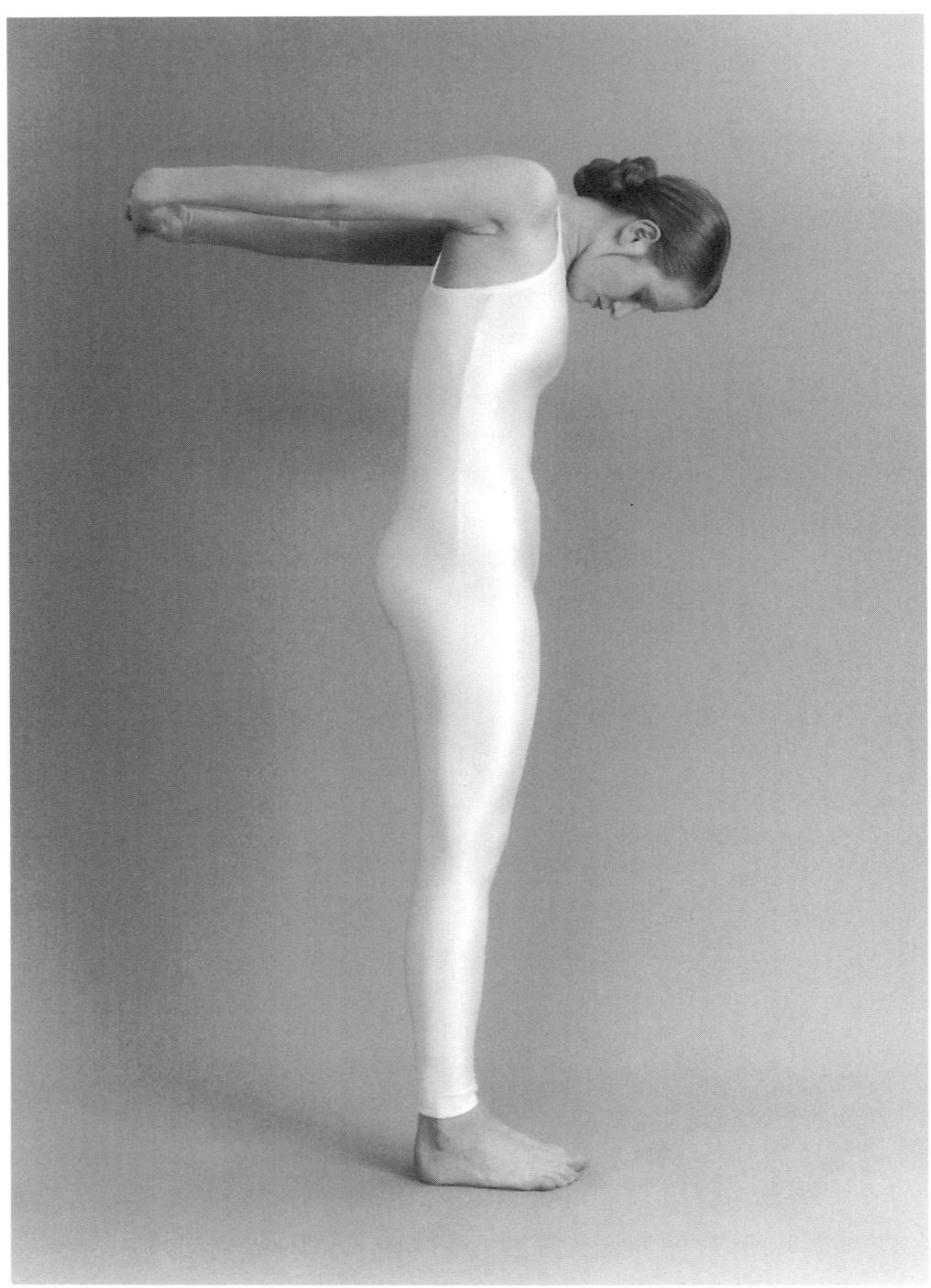

◆ Ausgangsposition ist der richtige Stand. Knöchel – Hüfte – Schulter – Ohr sind in einer Linie. Der Po ist fest angespannt und das Becken angekippt. Fühlen Sie, daß Sie ganz aufrecht stehen.

◆ Falten Sie die Hände hinter dem Körper, und ziehen Sie die gestreckten Arme hinter dem Körper hoch. Ganz gleich, wie hoch Sie kommen, der Körper muß immer aufrecht bleiben.

◆ Halten Sie die Arme in der höchstmöglichen Position 20 Sekunden.

◆ Lösen Sie danach ganz langsam auf, und wiederholen Sie die Übung 3mal.

Manche werden bei dieser Übung nicht sehr hoch kommen, besonders dann, wenn die Brustmuskulatur verkürzt ist. Für diese Übung gilt ganz besonders der folgende Grundsatz: Erfolg kommt aus der Entspannung. Bleiben Sie bei dieser Übung ruhig, und konzentrieren Sie sich auf die Atmung. Versuchen Sie nichts zu erzwingen. Mit jeder Wiederholung werden Sie merken, daß Sie die Arme etwas höher heben können.

Konzentrieren Sie sich auf die aufrechte Körperhaltung und auf den richtigen Stand. Atmen Sie ruhig und gleichmäßig. Lassen Sie Hals und Kopf entspannt in die Bewegung mit einfließen.

TIEFER HEBEL MIT AUFRICHTEN

Dehnt die Brustmuskulatur. Macht den Schultergürtel beweglich.

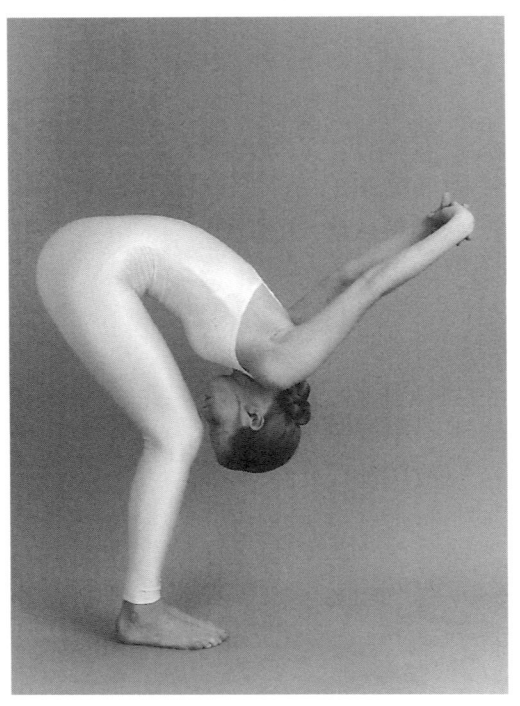

◆ Fixieren Sie nun die Arme in den Schultern, und beginnen Sie sich ganz langsam aufzurichten, ohne dabei den Schulterwinkel zu verändern. Stellen Sie sich vor, daß der Oberkörper an den Armen hochgezogen wird. Die Hände leiten die Bewegung und beschreiben einen weiten Bogen. Sie werden so hoch wie möglich gehalten.

◆ Rollen Sie den Oberkörper mit gebeugten Knien Wirbel für Wirbel auf, bis Sie wieder aufrecht stehen, und strecken Sie erst dann die Beine.

Diese Übung ist eine Kombination aus TIEFER HEBEL und HEBEL RÜCKWÄRTS:

◆ Stehen Sie aufrecht. Verschränken Sie die Hände hinter dem Körper. Beugen Sie die Knie, neigen Sie den Körper tief nach vorn, und ziehen Sie die Arme über den Kopf zum Boden.

◆ Entspannen Sie sich, und lassen Sie die Schwerkraft auf Ihre Arme wirken. Ohne Ihr Zutun werden die Arme tiefer und tiefer zu Boden sinken.

◆ Bleiben Sie 30 Sekunden in dieser Position.

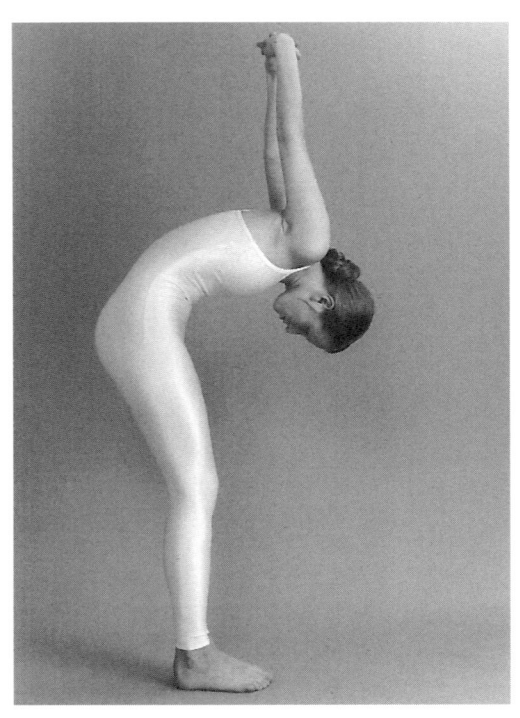

◆ Wenn Sie aufrecht stehen (HEBEL RÜCKWÄRTS), halten Sie die Arme so hoch wie möglich hinter dem Körper. Atmen Sie tief, und versuchen Sie diese Position 20 Sekunden zu halten. Lösen Sie die Übung auf, indem Sie die Arme langsam absenken.

Ganz gleich, wie hoch Sie die Arme in dieser Stellung bringen, der Körper muß aufrecht bleiben. Konzentrieren Sie sich auf den richtigen Stand.
Diese Übung ist sehr anstrengend, aber auch besonders effizient. Lockern Sie die Arme und Schultern gründlich, bevor Sie mit den Übungen weitermachen.

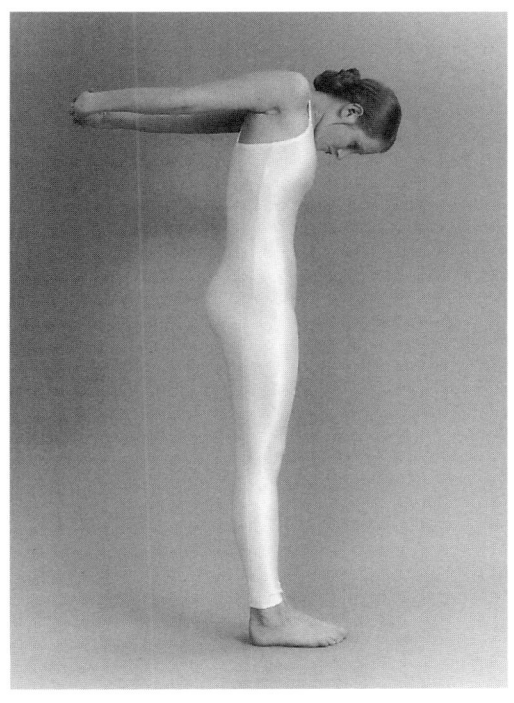

Atmen Sie ruhig und gleichmäßig.
Lassen Sie Hals und Kopf entspannt in die Bewegung einfließen.

WEIT NACH VORN

Dehnt die obere Rückenmuskulatur.
Sorgt für Beweglichkeit im Schultergelenk.

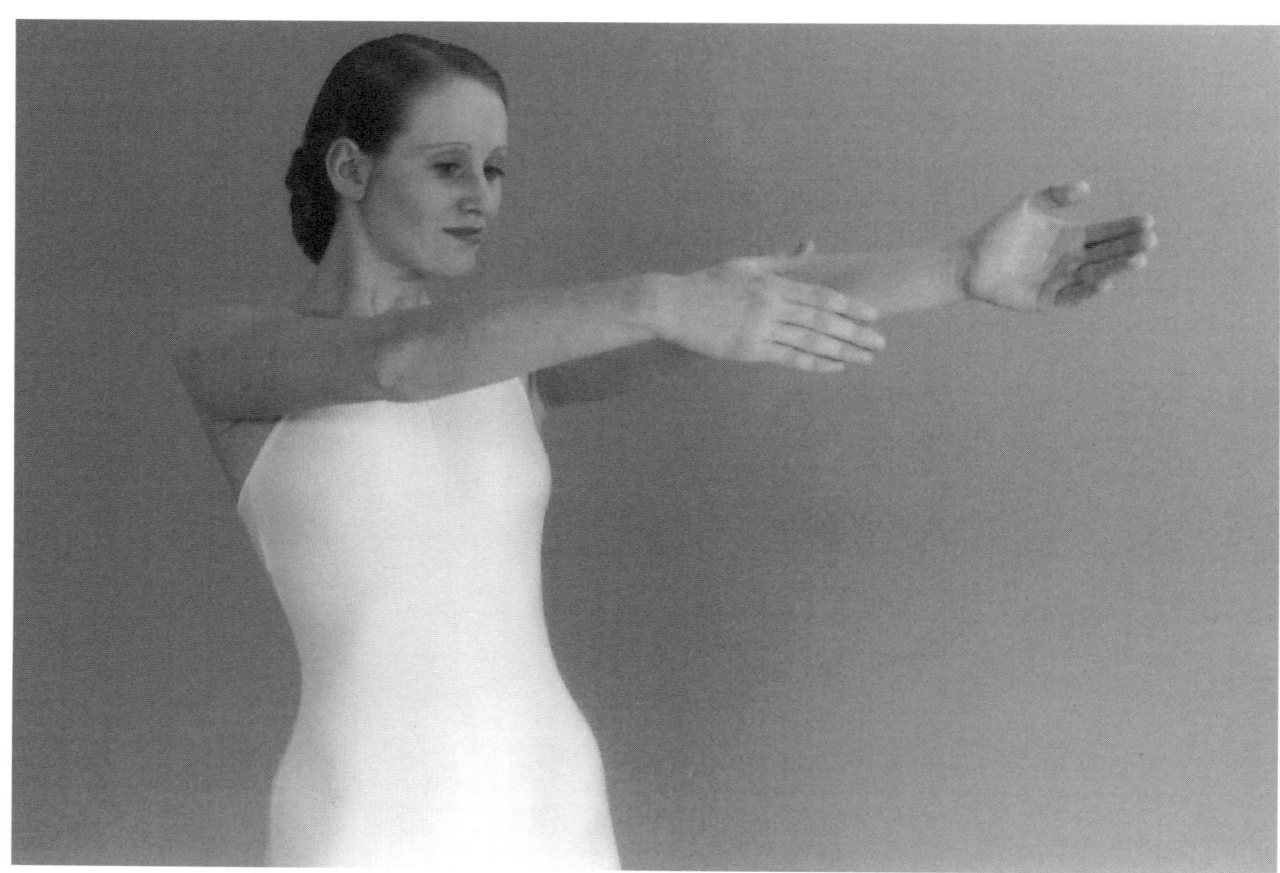

◆ Stehen Sie aufrecht, und strecken Sie beide Arme waagrecht nach vorn. Die Handflächen zeigen zueinander.

◆ Strecken Sie zuerst den linken Arm weit aus der Schulter nach vorn. Halten Sie dabei den rechten Arm ganz entspannt in der Waagrechte. Vermeiden Sie es, den Schultergürtel mitzudrehen. Es darf sich nur das Schultergelenk bewegen.

◆ Halten Sie den Arm in der weitestmöglichen Position 5 bis 8 Sekunden. Kehren Sie dann zurück in die Ausgangsposition, und wiederholen Sie die Übung mit dem rechten Arm – insgesamt 6mal je Seite.

Halten Sie den Kopf ganz entspannt, und richten Sie den Blick nach vorn zu den Händen. Obwohl die Bewegung nach vorn geht, müssen Sie den Körper aufrecht halten und dürfen ihn nicht nach vorn neigen.

Konzentrieren Sie sich einfach auf den richtigen Stand. **Der Rest folgt fast von allein.**

NOCH WEITER VOR

Dehnt den gesamten oberen Rücken.

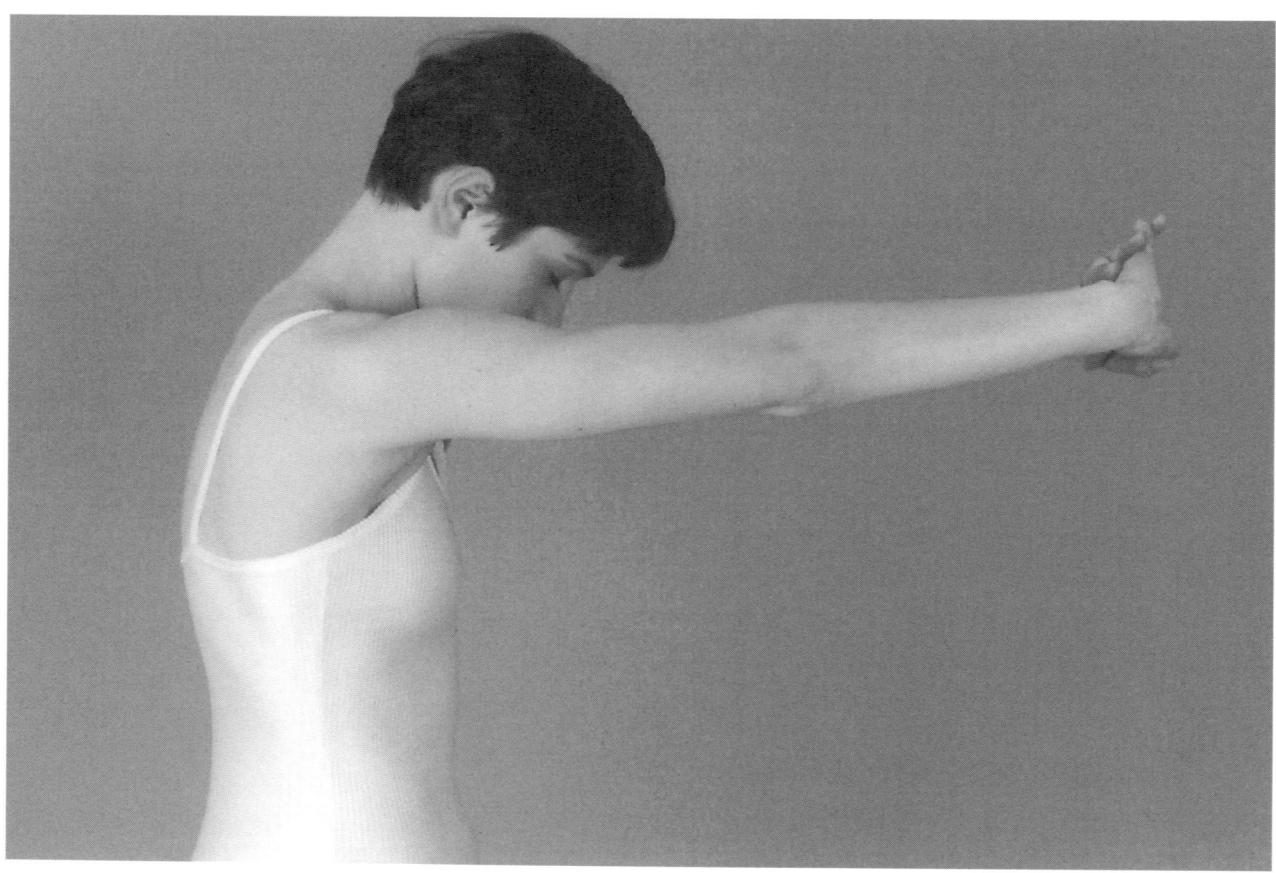

◆ Ihre Ausgangsposition: Die Beine sind geschlossen, die Knie leicht gebeugt, der Bauch ist angespannt und das Becken angekippt. Die Wirbelsäule ist lang und gestreckt.

◆ Flechten Sie die Finger ineinander, drehen Sie die Handflächen nach außen, und strecken Sie die Arme waagrecht vor den Körper.

◆ Drücken Sie nun die Handflächen so weit wie möglich vom Körper weg. Schieben Sie dabei die Arme weit aus den Schultern heraus. Senken Sie den Kopf entspannt zwischen die Arme.

◆ Halten Sie die Position 30 Sekunden. Danach lösen Sie langsam auf, indem Sie die Arme senken und den Körper gleichzeitig aufrichten. Wiederholen Sie die Übung 3mal.

An dieser Stelle eine Anmerkung, die für viele Übungen zutrifft: Maximal ist noch nicht maximal. Wenn Sie glauben, ganz vorn angelangt zu sein, versuchen Sie einfach, noch ein Stück weiter zu gelangen. Sie werden erstaunt sein – es geht!

Lassen Sie den Kopf entspannt zwischen die Arme sinken. Denken Sie an Ihre Atmung – ruhig und gleichmäßig.

SCHULTER-TWIST

Kräftigt die obere Rückenmuskulatur. Mobilisiert die gesamte Wirbelsäule.

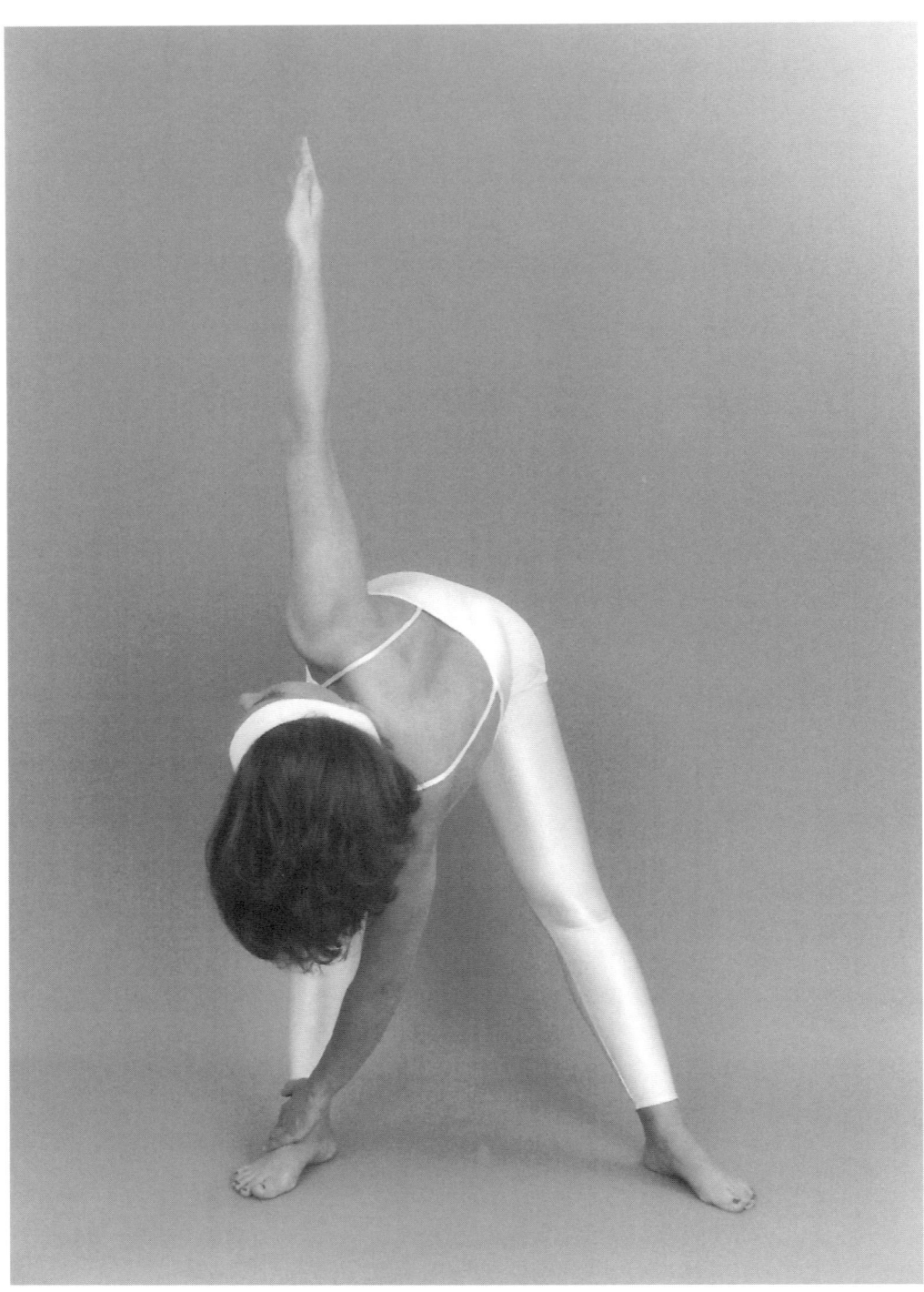

◆ Grätschen Sie die Beine. Halten Sie die Knie locker. Greifen Sie mit der linken Hand zum rechten Fuß. Strecken Sie gleichzeitig den rechten Arm so hoch wie möglich, und richten Sie den Blick hinauf zu den Fingern der rechten Hand.

◆ Bleiben Sie ungefähr 15 Sekunden in dieser Stellung, und wechseln Sie anschließend zur anderen Seite.

Denken Sie daran, daß Sie die gesamte obere Wirbelsäule drehen möchten. Das erreichen Sie nicht, wenn Sie nur die Schultern bewegen. Halten Sie deshalb den Schultergürtel in einer Achse, und bewegen Sie nur den Oberkörper. Ihr Ziel muß es sein, den oberen Arm so hoch wie möglich zu strecken und dann hinter den Körper zu drehen. Er dient als Hebel für die Drehbewegung.

Versuchen Sie, den nach oben gestreckten Arm so hoch wie möglich zu führen. Wichtig ist, daß Sie immer Blickkontakt zur oberen Hand haben. Halten Sie die Knie entspannt.

SCHMETTERLING

Kräftigt die obere Rückenmuskulatur. Macht die Brustwirbelsäule beweglich.
Erhöht die Geschmeidigkeit im Schultergürtel.

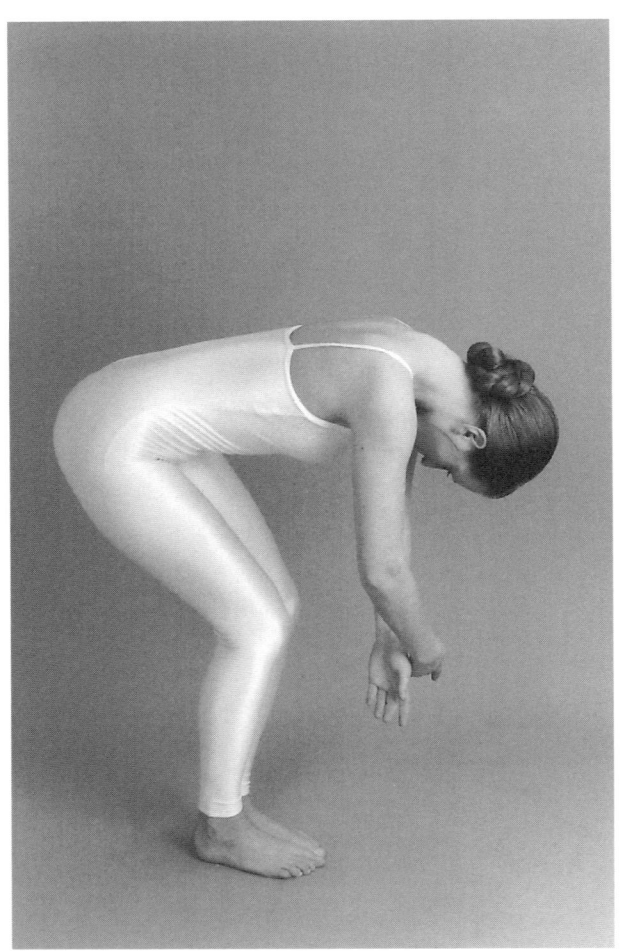 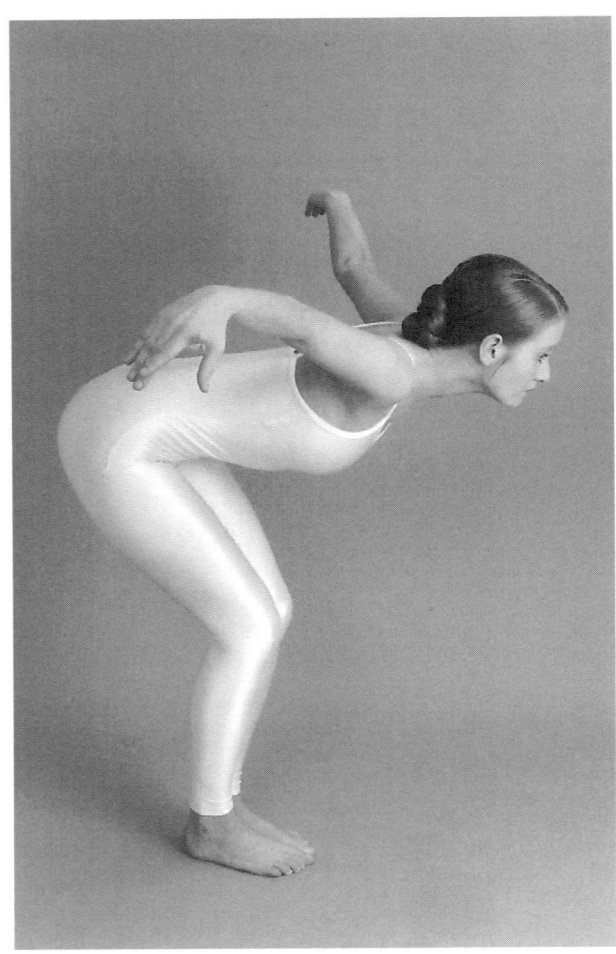

◆ Beugen Sie die Beine, und neigen Sie den Oberkörper waagrecht nach vorn. Halten Sie den Rücken ganz gerade. Nehmen Sie dazu die Schultern sanft zurück, und strecken Sie die Brust etwas heraus.

◆ Lassen Sie zu Beginn die Arme tief hängen. Simulieren Sie dann mit den Armen Flügelbewegungen: Führen Sie die Arme seitlich hoch und tief, wie zwei Flügel.

◆ Versuchen Sie die Arme möglichst hoch zu führen, halten Sie sie dort für einige Sekunden. Senken Sie die Arme danach wieder ab. Wichtig ist die Bewegung, die die Arme hochführt, denn sie stärkt die Rückenmuskulatur. Das Senken der Arme dient mehr der Entspannung.

◆ Führen Sie die Arme möglichst in einem Winkel von 90 Grad zum Körper, und bewegen Sie den Kopf harmonisch mit. Wenn Sie die Arme hochführen, hebt sich der Kopf; gehen die Arme tief, senkt er sich.

◆ Wiederholen Sie die Flugbewegungen 10mal.

Diese Übung ist nicht nur sehr gut, sie ist auch ästhetisch. Genießen Sie die Übung, und lassen Sie die Bewegungen harmonisch ineinanderfließen. Wie ein Schmetterling.

Nehmen Sie die Bewegung mit Ihrem ganzen Körper auf. Halten Sie aber die Lendenwirbelsäule immer gerade. Atmen Sie ein, wenn Sie die Arme hochführen. Atmen Sie aus, wenn Sie die Arme senken.

DIE BRÜCKE

Kräftigt Schultern, Lendenmuskulatur, Po, hintere Oberschenkel. Dehnt Hals, Brust, Bauch, Hüfte, Oberschenkel. Sorgt für Belebung und gute Durchblutung.

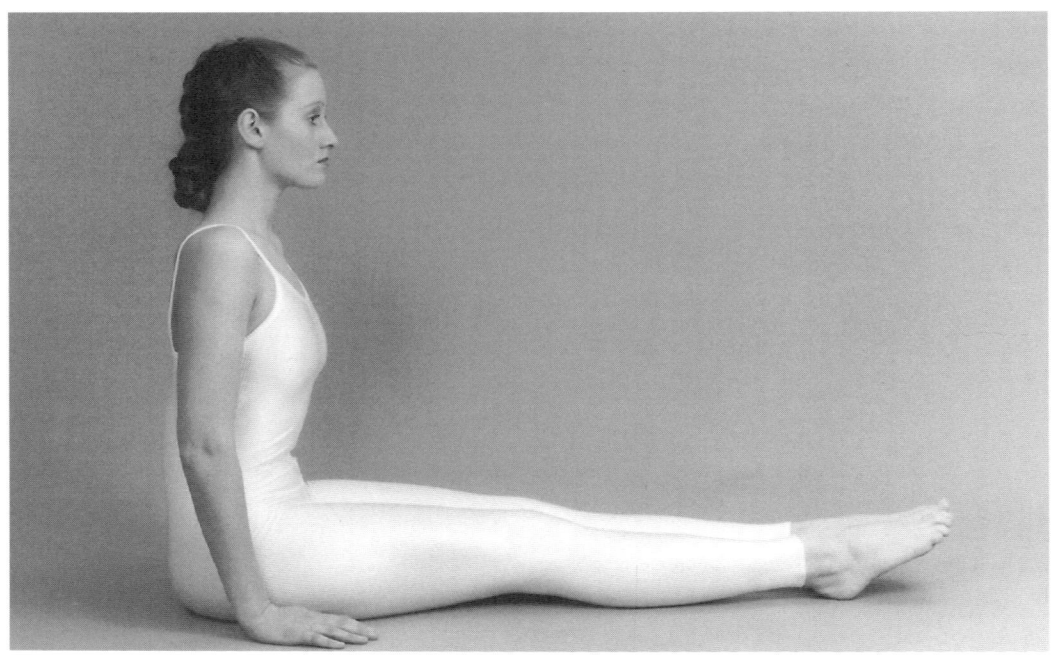

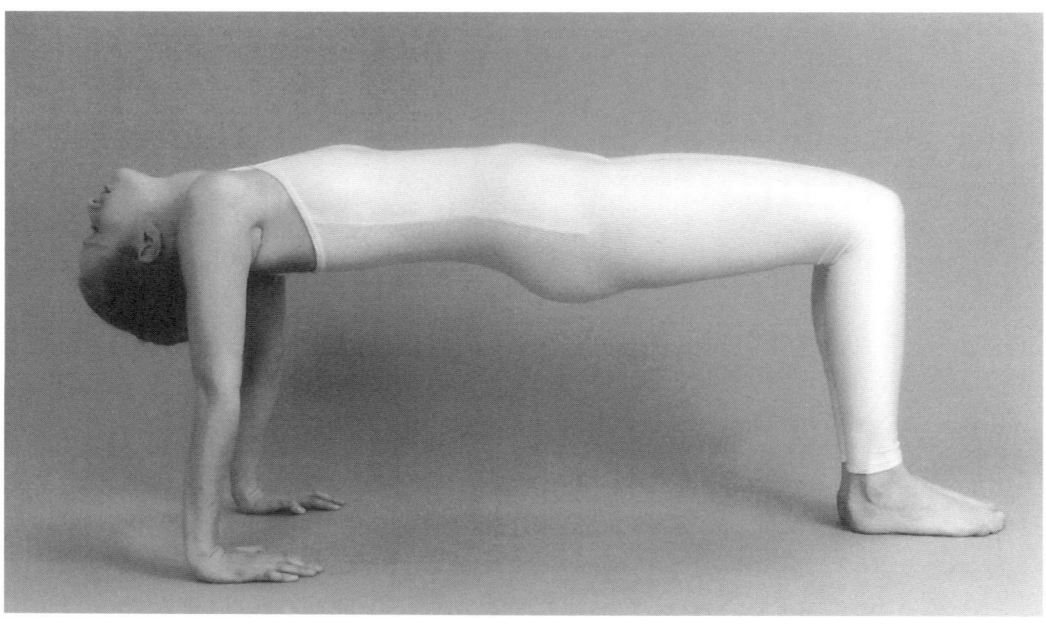

◆ Sitzen Sie aufrecht mit geradem Rücken und gestreckten Beinen. Legen Sie die Handflächen seitlich neben dem Po zu Boden, ohne daß Sie sich auf den Händen aufstützen. Atmen Sie ruhig und gleichmäßig, und kontrollieren Sie Ihre Haltung Wirbel für Wirbel.

◆ Bleiben Sie 20 Sekunden in dieser Position.

◆ Stützen Sie sich nun auf die Hände, und heben Sie das Becken in die Waagrechte. Hände und Füße bleiben in ihrer Position. Dabei den Po fest anspannen und tief und gleichmäßig atmen. Heben Sie den Oberkörper aus den Schultern heraus. Das öffnet den Brustkorb und ermöglicht, daß der Kopf entspannt in den Nacken sinken kann. Wenn Sie alles richtig machen, entsteht in den Knien und im Schultergelenk ein Winkel von 90 Grad.

◆ Halten Sie diese Position 30 Sekunden.

Diese Übung hinterläßt ein wunderschönes, leichtes Gefühl im Körper. Der Grund: An der Vorderseite des Oberkörpers vom Schambein bis zum Scheitel befinden sich wichtige Energiezentren, die durch die intensive Dehnung besser durchblutet und aktiviert werden. – Können Sie es schon spüren?

Denken Sie nur an Ihre Atmung und daran, daß beim Heben der Po fest angespannt ist.

RUND UND HOHL

Macht die Brustwirbelsäule beweglich.

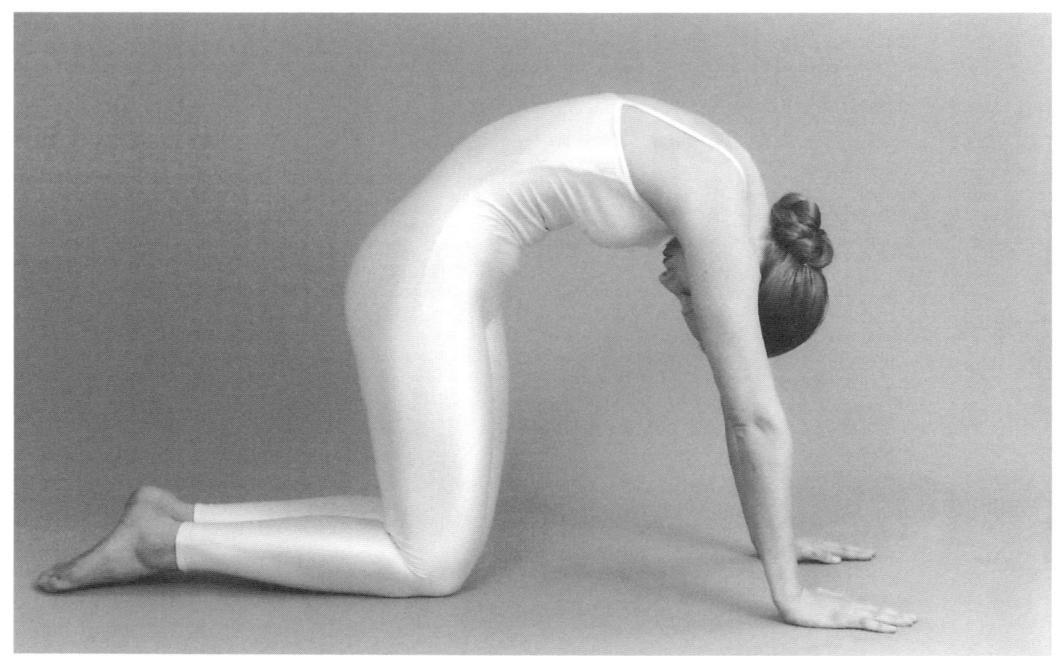

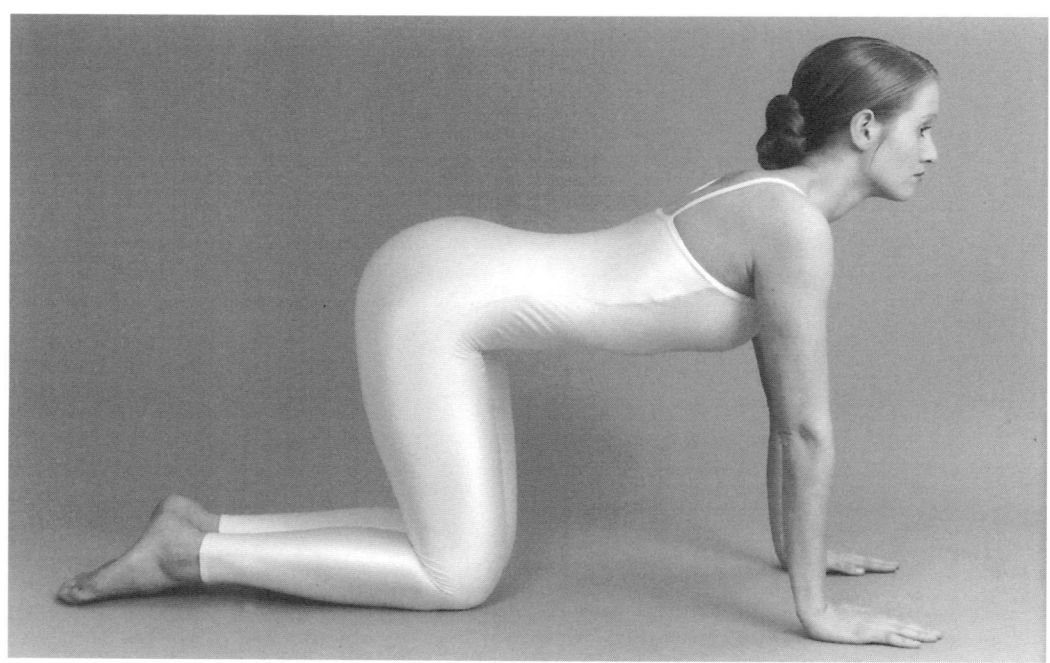

◆ Sie knien auf dem Boden und stützen sich so auf den Händen auf, damit das Körpergewicht auf den Armen ruht und die Knie entlastet sind.

◆ Atmen Sie langsam aus, und machen Sie den Rücken rund, indem Sie die Arme weit aus den Schultern herausschieben und den Kopf entspannt zum Brustbein senken. Es entsteht ein richtiger »Katzenbuckel«.

◆ Verweilen Sie 5 Sekunden in dieser Position.

◆ Danach atmen Sie lange ein und senken den Rücken und die Schultern. Heben Sie gleichzeitig den Kopf in den Nacken. Tun Sie weiter nichts, lassen Sie einfach nur das Körpergewicht und die Schwerkraft wirken. Sie werden merken, wie sich der Brustkorb öffnet und löst. Unterstützen Sie die Bewegung, indem Sie die Schulterblätter leicht zusammenziehen.

◆ Übertreiben Sie diese Bewegung nicht, sondern lassen Sie vielmehr das Gewicht der Schwerkraft auf die Brustwirbelsäule wirken. Vermeiden Sie, daß die Lendenwirbelsäule in eine übertriebene Hohlkreuzstellung gerät. Geben Sie Ihre ganze Aufmerksamkeit der Brustwirbelsäule.

◆ Bleiben Sie in dieser Position 5 Sekunden. Wiederholen Sie die Übungskombination 5mal.

Reihen Sie die Übungen harmonisch aneinander. Achten Sie beim zweiten Teil der Übung darauf, daß Sie die Brustwirbelsäule bewegen und nicht den Lendenbereich.

SCHULTERDEHNUNG

Dehnt die Brustmuskulatur. Macht den Schultergürtel beweglich.

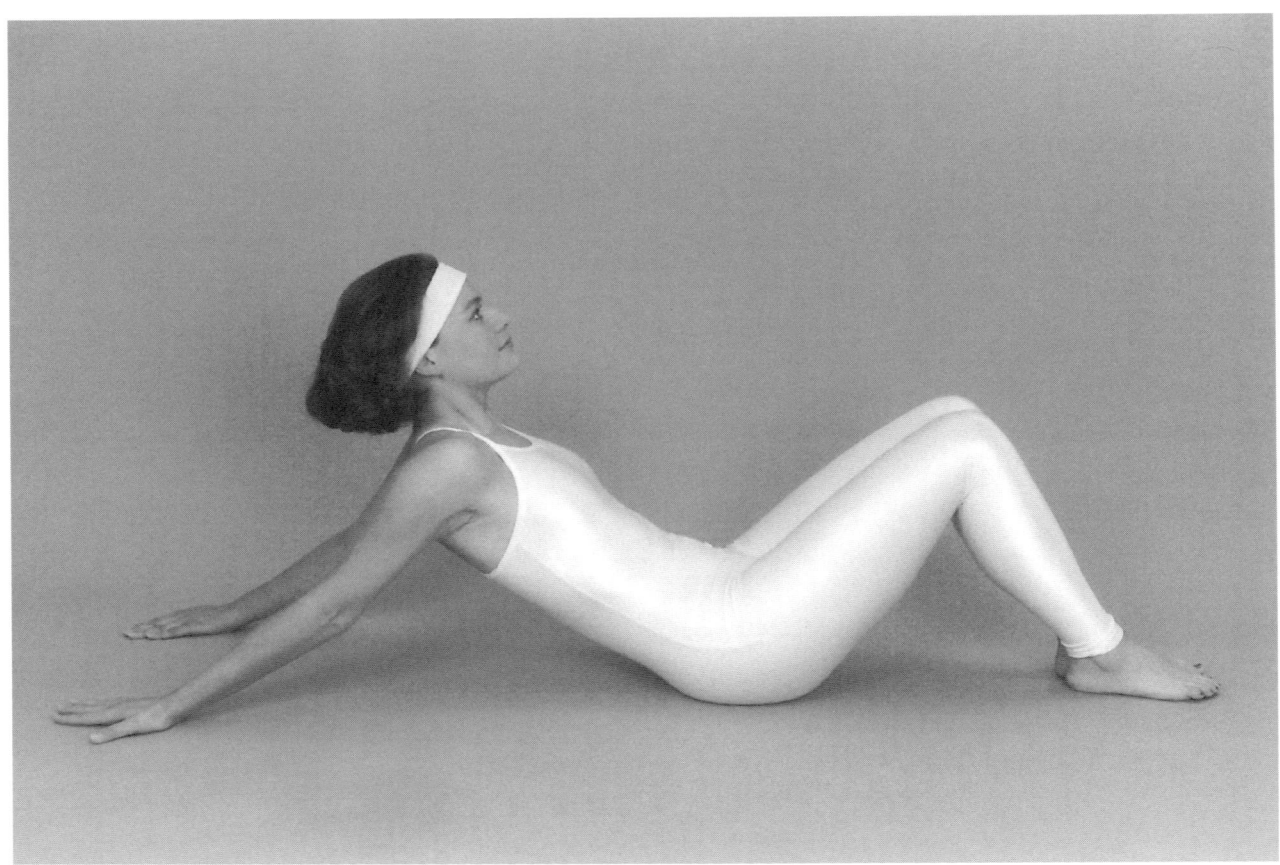

◆ Sie sitzen mit gestreckten Beinen auf dem Boden und stützen die Hände in Schulterbreite weit hinter dem Körper auf. Die Finger zeigen nach hinten.

◆ Schieben Sie den Po vorsichtig zu den Fersen, indem Sie die Knie beugen; aber nur so weit, bis Sie eine Dehnung in der Brustmuskulatur und in den Schultergelenken wahrnehmen.

◆ Entspannen Sie sich 30 Sekunden in dieser Position. Atmen Sie ruhig und gleichmäßig.

◆ Lösen Sie die Übung, indem Sie die Arme langsam und vorsichtig öffnen.

Dehnen Sie nicht über Ihre Schmerzgrenze. Ein leichter Dehnreiz ist für diese Übung gerade richtig.

Keine Übung darf Schmerzen bereiten.
Hören Sie auf, bevor Sie einen Dehnungsschmerz spüren. Wichtig ist,
daß Sie die Übung vorsichtig und langsam auflösen.

DER KÖNIG

Dehnt die Vorderseite des Körpers vom Kinn bis zu den Knien.
Kräftigt den Po.

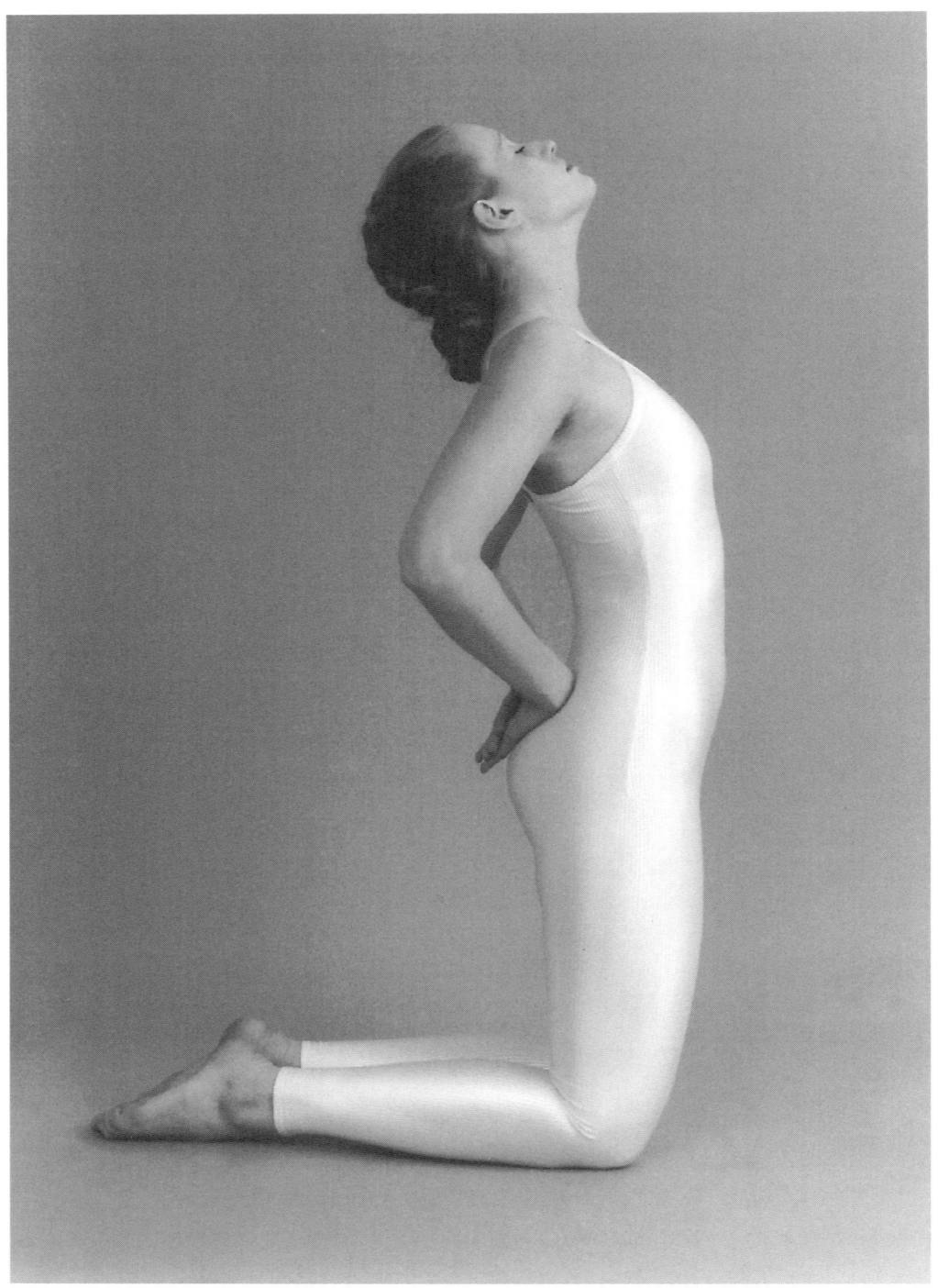

◆ Sie knien aufrecht auf einer weichen Unterlage, spannen den Po fest an und legen beide Hände mit den Handrücken auf den Po. Es ist wichtig, daß Sie die Handrücken auf den Po legen. Dadurch vermeiden Sie, daß Sie sich aufstützen und die Lendenwirbelsäule überstrecken.

◆ Strecken Sie nun das Kinn so hoch wie möglich, und senken Sie gleichzeitig die Schultern entspannt nach hinten, damit der Brustkorb gedehnt wird. Drücken Sie den Brustkorb sanft nach außen, und lassen Sie den Kopf entspannt in den Nacken sinken.

◆ Halten Sie diese Stellung mindestens 30 Sekunden.

Vermeiden Sie es unbedingt, sich in den Hüften abzustützen und somit eine Hohlkreuzstellung zu erzwingen. Die Hände ruhen nur auf dem Po oder im Lendenbereich, sie dürfen keine Stütze sein. Denken Sie daran, die Schultern zu entspannen und gleichzeitig nach hinten zu senken. Blähen Sie den Brustkorb auf. Atmen Sie tief und gleichmäßig in den Brustkorb. Sie werden spüren, wie die Atmung den Brustkorb vergrößert und dadurch die Dehnung erhöht.

Fixieren Sie die untere Wirbelsäule, indem Sie den Po so fest wie möglich anspannen. Achten Sie besonders auf eine gleichmäßige, tiefe Atmung.

DIE KATZE

Dehnt die Brustmuskulatur.
Macht die Brustwirbelsäule und den Schultergürtel beweglich.

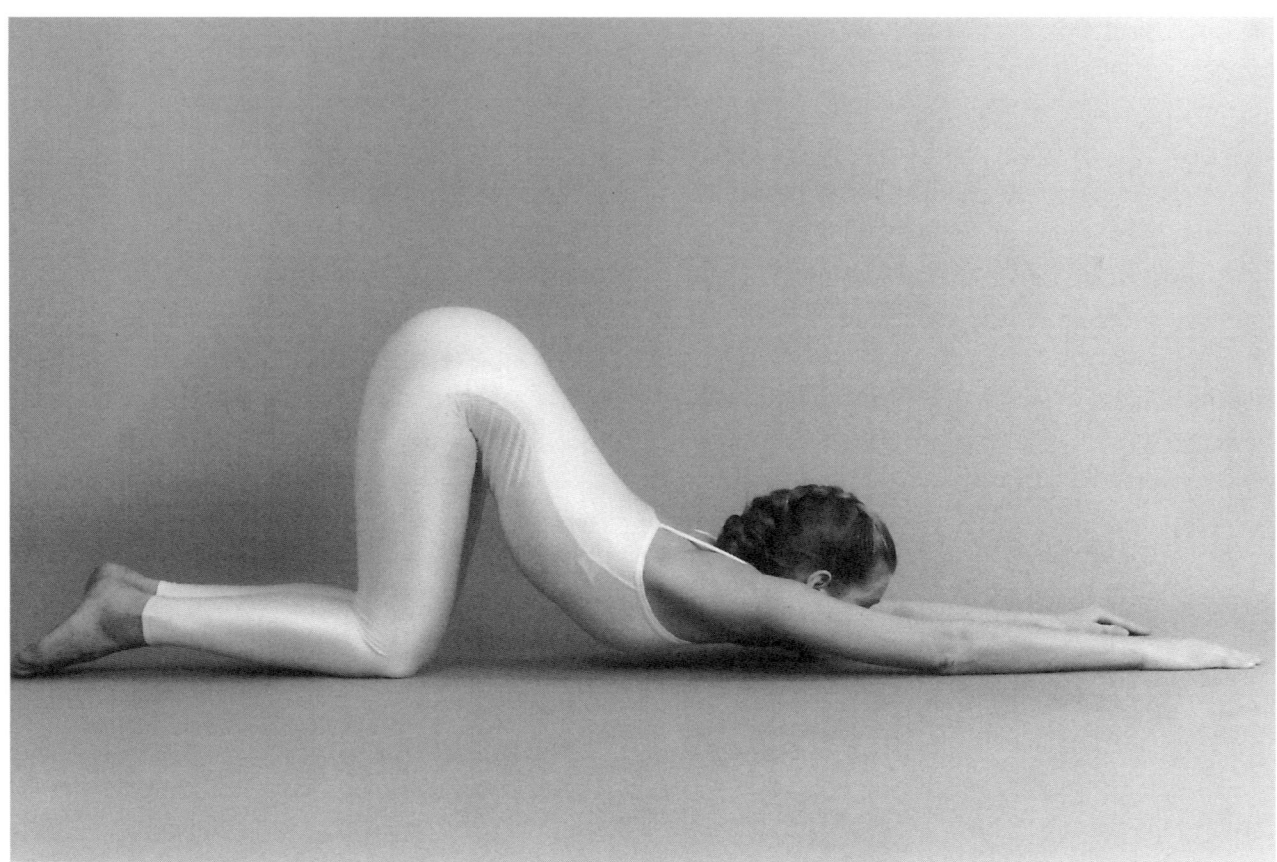

◆ Sie knien auf einer weichen Unterlage und legen die gestreckten Arme in Schulterbreite auf den Boden. Schieben Sie die Arme vom Körper weg, und halten Sie dabei Blickkontakt mit Ihren Fingern. Das hilft Ihnen, den Kopf hochzuhalten. Zwischen Ober- und Unterschenkel entsteht ein Winkel von 90 Grad. Lassen Sie den Oberkörper einfach durchhängen, und bewegen Sie das Brustbein in Richtung Boden.

◆ Gehen Sie nicht an oder über Ihre Schmerzgrenze. Stoppen Sie die Bewegung, bevor Sie Schmerzen verspüren. Die Dehnbewegung kommt aus der Brustwirbelsäule.

◆ Lösen Sie die Position nach 30 Sekunden ganz langsam auf, indem Sie sich auf die Fersen zurücksetzen. Entspannen Sie sich für einige Augenblicke.

◆ Für weniger Geübte gibt es eine Alternative: Lassen Sie einfach den Po näher bei den Fersen, während Sie die Arme vom Körper wegschieben. Lassen Sie auch diesmal das Brustbein zu Boden sinken. Denken Sie dabei immer an eine ruhige und tiefe Atmung.

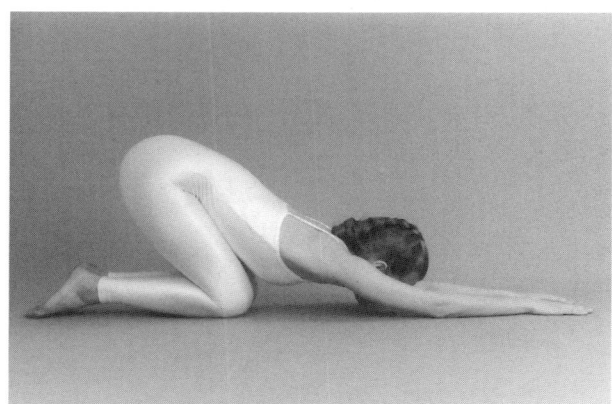

Achten Sie besonderes auf Ihre Atmung, und denken Sie daran, sich zu entspannen.

KNIENDER HEBEL

Dehnt die Brustmuskulatur. Macht den Schultergürtel beweglich.

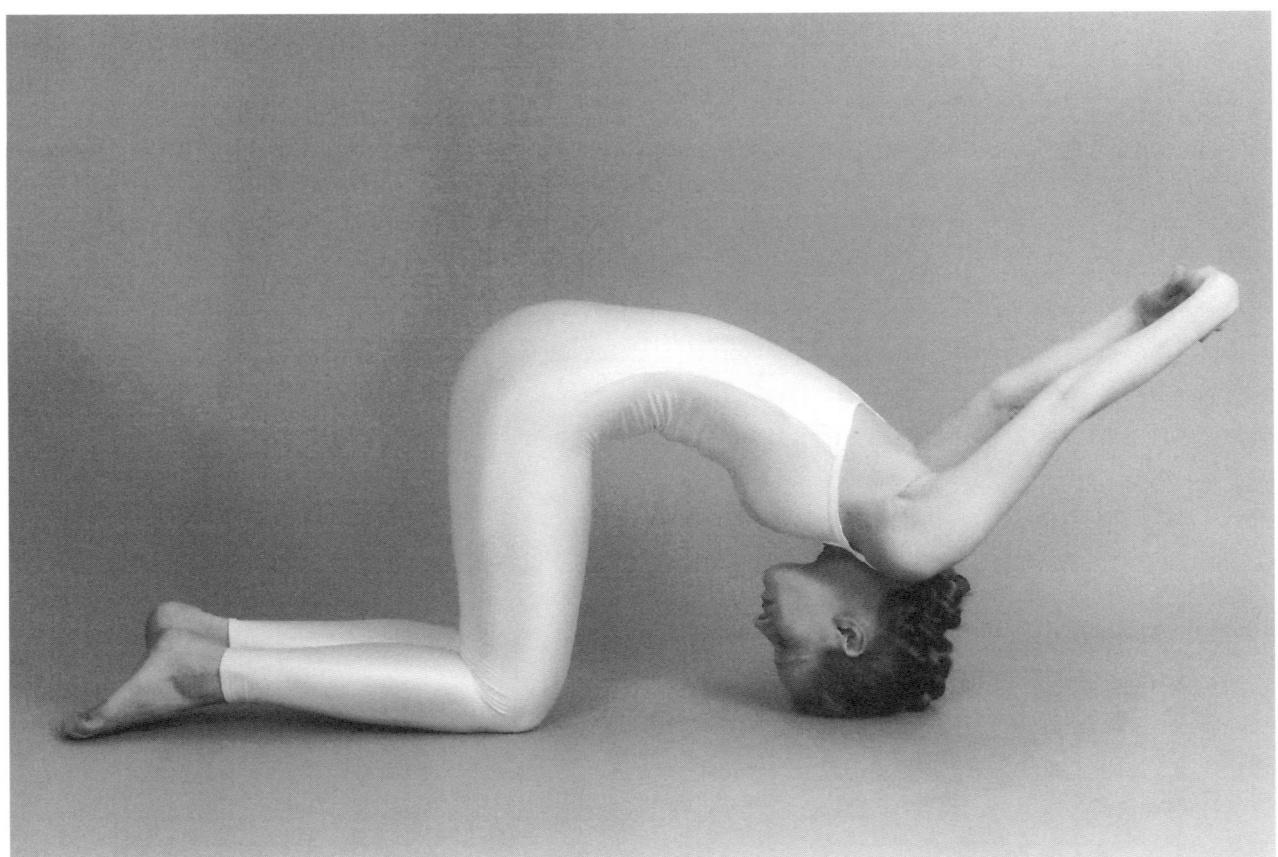

◆ Sie knien auf dem Boden und setzen den Kopf vor den Knien am Boden auf. Falten Sie die Hände hinter dem Rücken. Heben Sie den Po von den Fersen, und ziehen Sie gleichzeitig die gestreckten Arme über den Kopf.

◆ Jetzt brauchen Sie nichts weiter zu tun, als sich zu entspannen. Die Schwerkraft, die auf die gestreckten Arme wirkt, wird wieder einmal die Arbeit für Sie erledigen.

◆ Entspannen Sie sich vollkommen, und atmen Sie tief und regelmäßig. Fühlen Sie, wie die Schwerkraft auf Ihre Arme wirkt, die ohne Ihr Zutun tiefer und tiefer über dem Kopf zu Boden sinken.

◆ Verweilen Sie mindestens 30 Sekunden in dieser Position.

◆ Lösen Sie die Stellung, indem Sie die Arme zurück auf den Rücken legen und gleichzeitig den Po zu den Fersen senken. Legen Sie die Hände neben den Ohren auf den Boden, und entspannen Sie sich vollkommen. Lassen Sie vor allem die Schultern schwer werden. Verweilen Sie in dieser Stellung so lange Sie möchten. Genießen Sie diese Position, sie ist sehr angenehm.

Entspannen Sie sich, und atmen Sie ruhig.

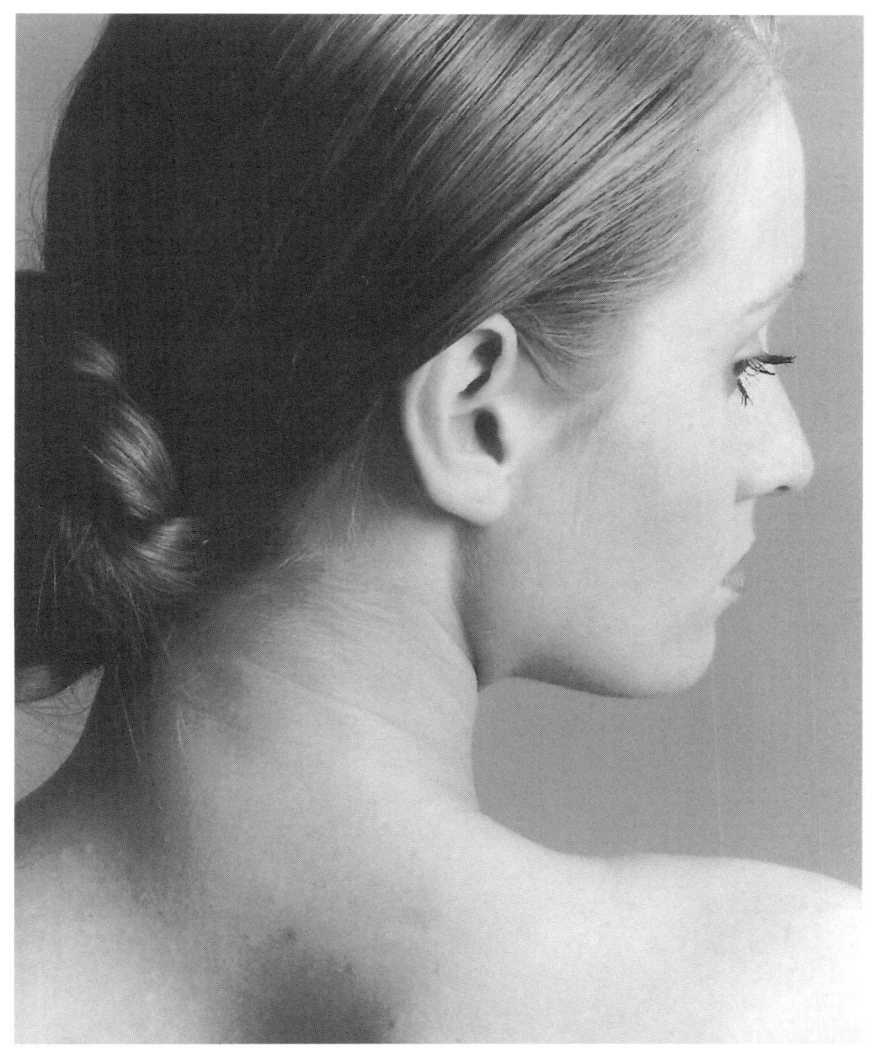

ÜBUNGEN
FÜR
NACKEN UND
HALS

KOPF ROLLEN

Entspannt Hals und Nacken. Sorgt für Beweglichkeit.

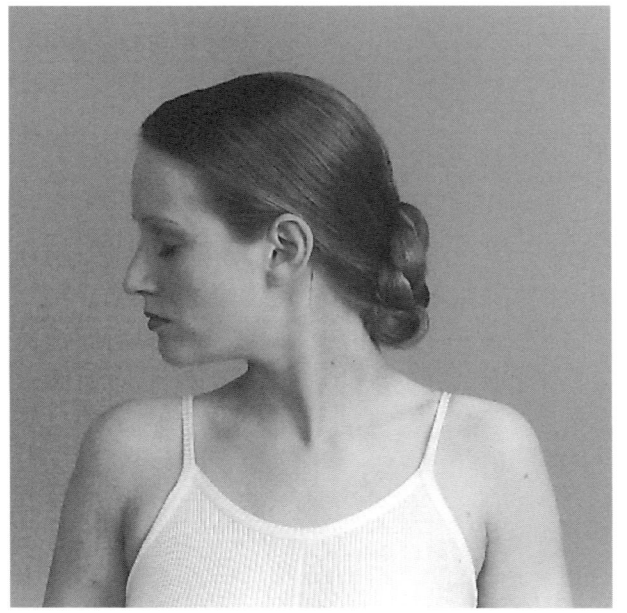 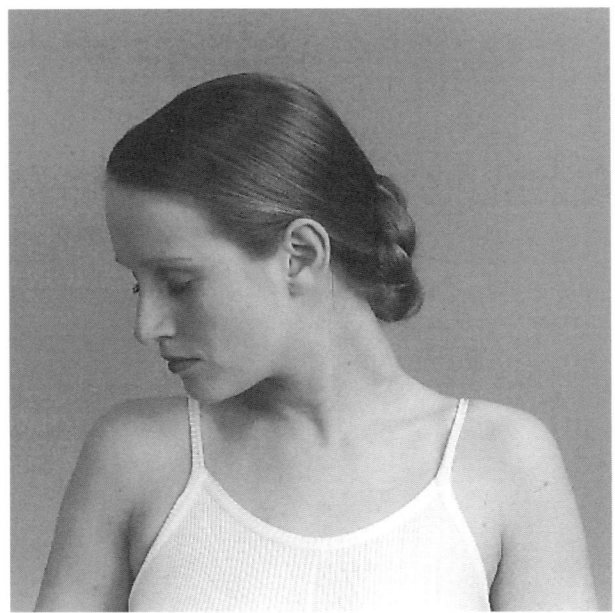

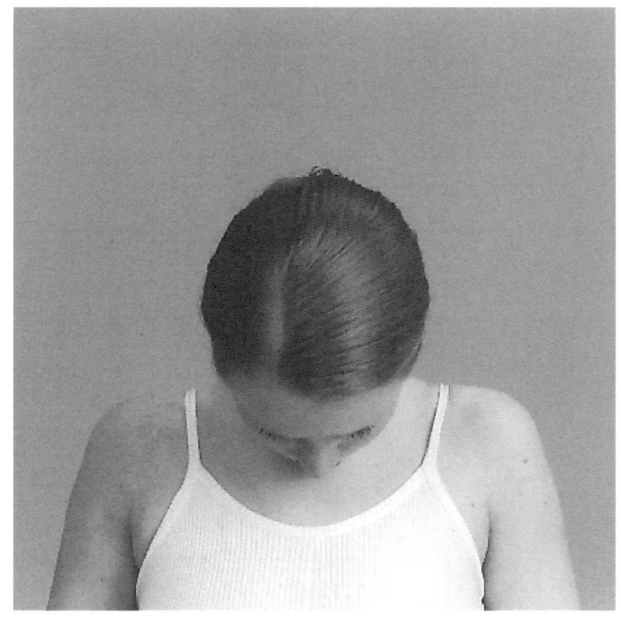

◆ Stehen, sitzen oder knien Sie mit aufrechtem Oberkörper. Kontrollieren Sie zuerst Ihre Wirbelsäule, ob sie gestreckt und lang ist, ob das Becken richtig steht und ob der Hals lang ist. Der Rücken muß gerade sein und darf kein Hohlkreuz bilden.

◆ Beginnen Sie nun, das Kinn waagrecht über die rechte Schulter zu drehen. Senken Sie dann das Kinn, und drehen Sie es ganz langsam entlang des Brustkorbs zur linken Schulter. Heben Sie dort das Kinn wieder in die Waagrechte über der linken Schulter.

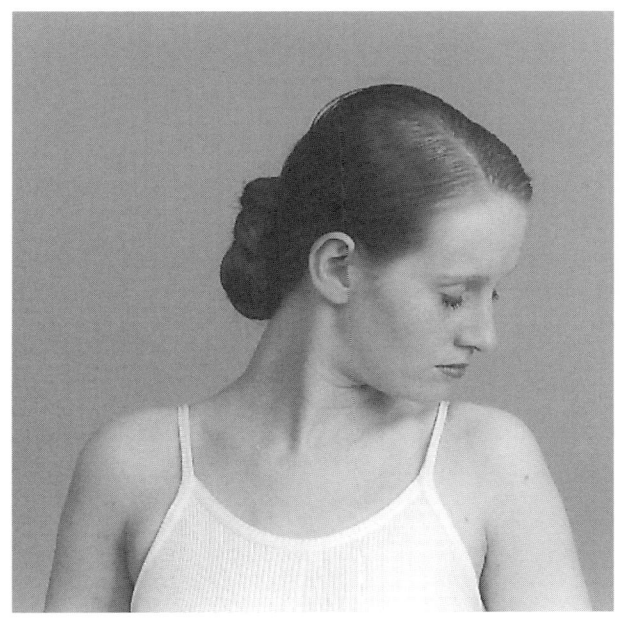

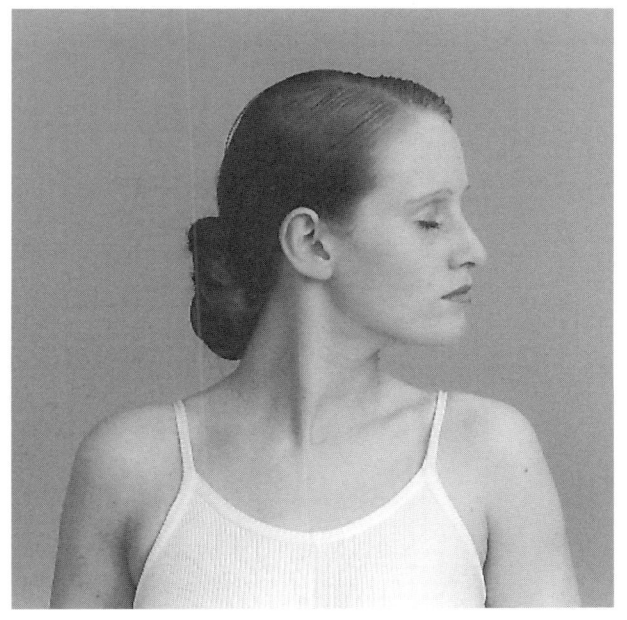

◆ Atmen Sie aus, wenn Sie das Kinn senken, und ein, wenn Sie es heben.

◆ Kontrollieren Sie Ihre Körperhaltung, und wiederholen Sie die Übung in die andere Richtung.

◆ Machen Sie die Übung in jede Richtung 5mal.

Führen Sie die Bewegung ganz langsam durch. Kontrollieren und fühlen Sie die Bewegungen in allen Phasen der Übung.

Es ist verboten, den Kopf ganz zu kreisen!
Vergessen Sie diese althergebrachte Übung. Machen Sie niemals volle Kreise, sondern immer nur Halbkreise – von einer Schulter zur anderen!

KOPF DREHEN

Kräftigt und dehnt die Muskeln in Hals und Nacken.

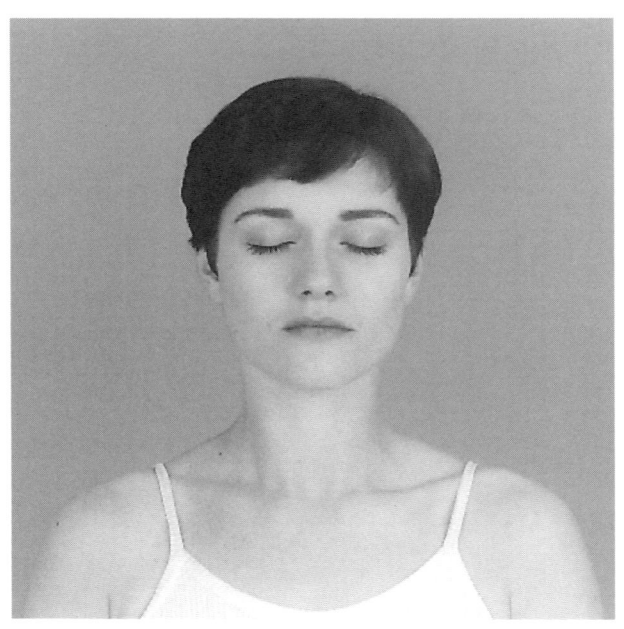

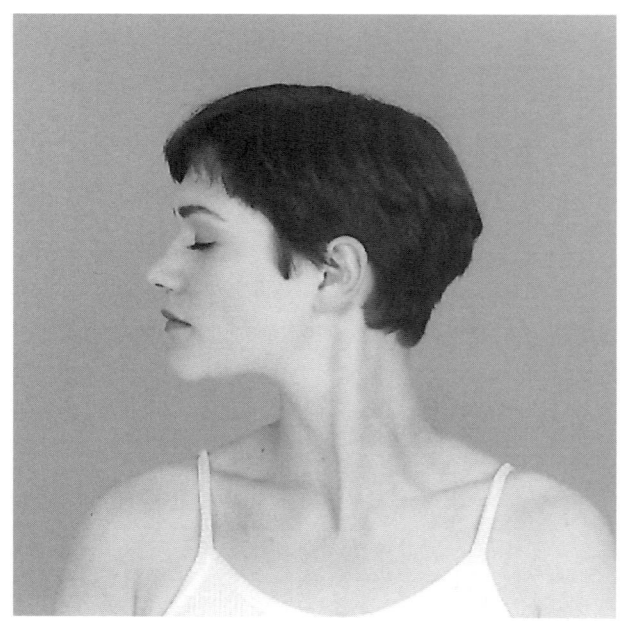

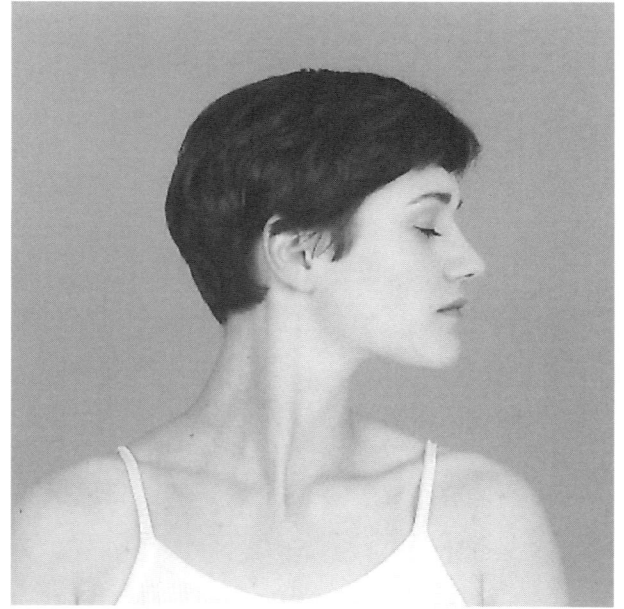

◆ Stehen, sitzen oder knien Sie mit aufrechtem Körper. Die erste Aufgabe ist die Kontrolle der Wirbelsäule und ob der Hals gestreckt ist. Halten Sie das Kinn waagrecht. Nehmen Sie wahr, wie Sie selbst durch Ihre eigene Konzentration den Hals lang machen. Heben Sie dabei das Kinn nicht an, sondern konzentrieren Sie sich auf die kleine Mulde am Hinterkopf, wo der Kopf auf der Wirbelsäule aufsitzt.

◆ Wenn die Haltung richtig ist, drehen Sie das Kinn so weit wie möglich über die rechte Schulter. Sie dürfen es dabei nicht absenken. Halten Sie diese Position 5 bis 8 Sekunden.

◆ Drehen Sie das Kinn zurück zur Mitte, kontrollieren Sie kurz Ihre Körperhaltung und korrigieren diese, wenn nötig. Wiederholen Sie dann die Übung zur linken Seite.

◆ Machen Sie die gesamte Übungsabfolge je 5mal.

Achtung: Denken Sie daran, daß Sie das Kinn über die Schulter drehen und nicht die Wange. Halten Sie das Kinn ganz leicht gesenkt, und machen Sie die Halswirbelsäule so lang wie möglich. Drehen Sie das Kinn nur so weit, wie es Ihnen leicht möglich ist. Bitte übertreiben Sie nicht!

Halten Sie das Kinn hoch, wenn Sie es über die Schulter drehen. Achten Sie darauf, daß Sie den Oberkörper nicht mitdrehen. Die Schultern müssen in ihrer Stellung fixiert bleiben.

HALS SEITLICH DEHNEN

Dehnt die seitliche Halsmuskulatur.

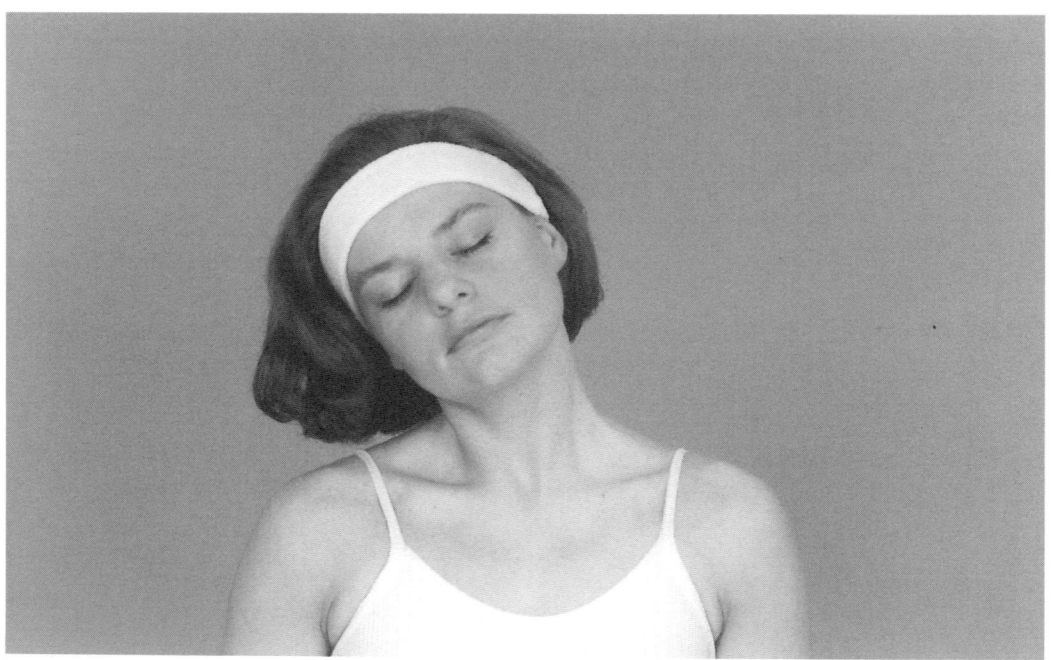

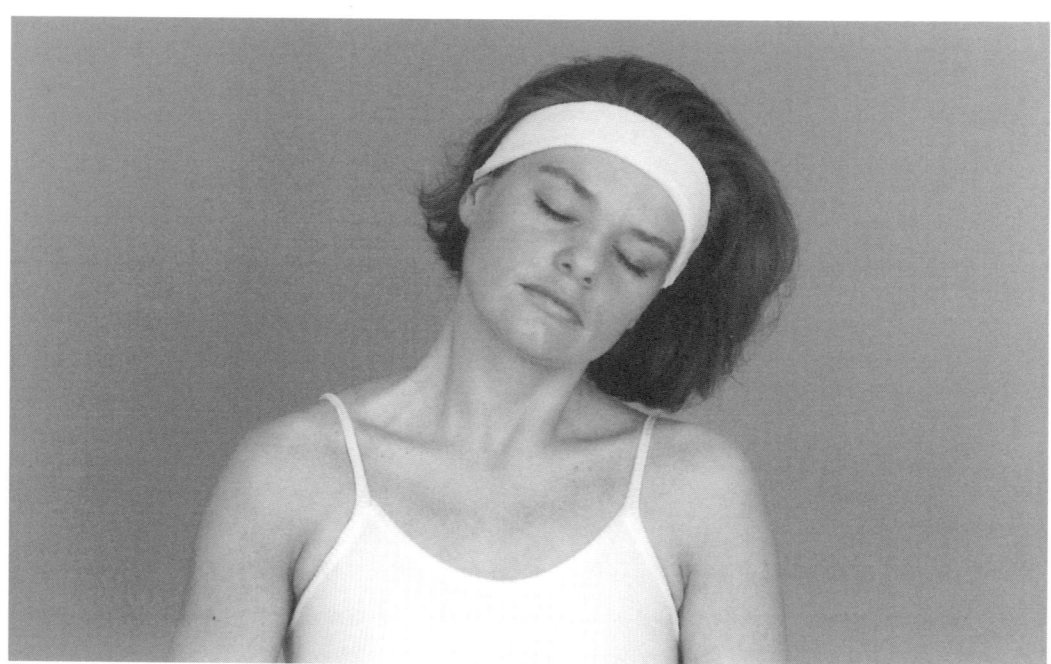

◆ Die Wirbelsäule ist aufrecht und der Hals gestreckt. Halten Sie das Kinn leicht gesenkt.

◆ Beginnen Sie – stehend, sitzend oder kniend – Ihre Haltung zu korrigieren. Erst wenn Hals und Wirbelsäule lang sind, neigen Sie den Kopf zur Seite.

◆ Neigen Sie zuerst das rechte Ohr zur rechten Schulter. Die linke Schulter darf sich nicht bewegen. Achten Sie auch darauf, daß Sie den Kopf nicht verdrehen. Neigen Sie ihn geradlinig aus seiner Ausgangsposition zur Seite.

◆ Halten Sie diese Position 30 Sekunden, und bringen Sie den Kopf zurück zur Mitte.

◆ Kontrollieren Sie Ihre Körperhaltung, und korrigieren Sie, wenn nötig. Wiederholen Sie die Übung zur anderen Seite.

◆ Führen Sie die Übung insgesamt 5mal zu jeder Seite aus.

Achtung: Heben Sie das Kinn nicht an, sonst verliert der Hals seine Streckung. Versuchen Sie möglichst in einer geraden Linie das Ohr zur Schulter zu bewegen. Machen Sie den Hals lang, auch dann, wenn Sie den Kopf zur Seite neigen. Das geht am einfachsten, wenn Sie dabei das Kinn ganz sanft senken. Fühlen Sie den Unterschied?
Fühlen Sie, und nehmen Sie wahr. Machen Sie selbst die richtige Erfahrung mit den Übungen. Sie müssen spüren, wie die Dehnung in einer Linie vom Ohr bis hinaus zur Schulter verläuft.

Sie dürfen nicht in der Brustwirbelsäule nachgeben und dadurch die gegenüberliegende Schulter hochheben. Fixieren Sie die Schultern. Sie können auch die Hand auf den Kopf legen und dadurch die Dehnung unterstützen.

KOPF SENKEN UND HEBEN

Dehnt die Hals- und Nackenmuskulatur.

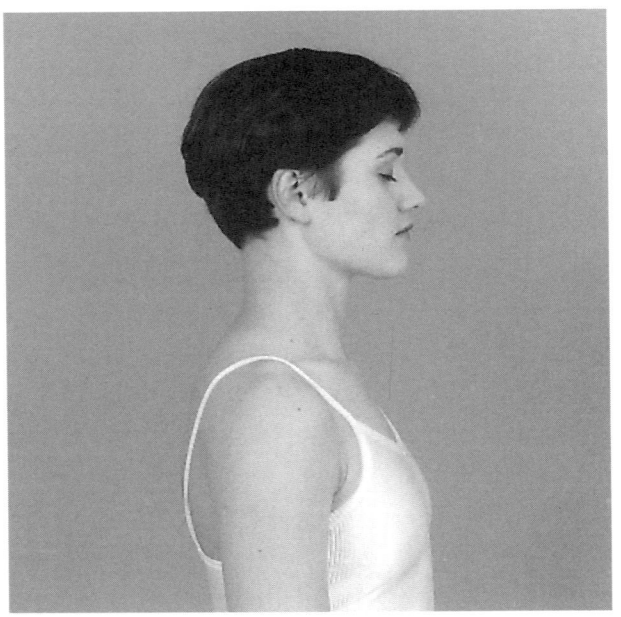

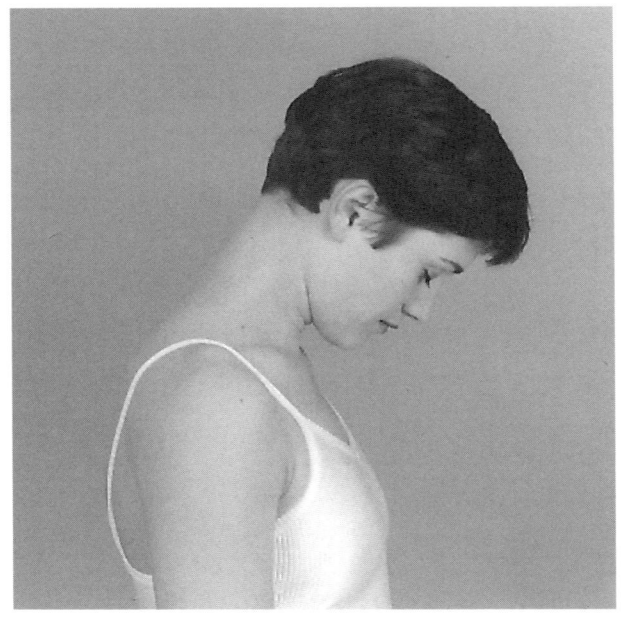

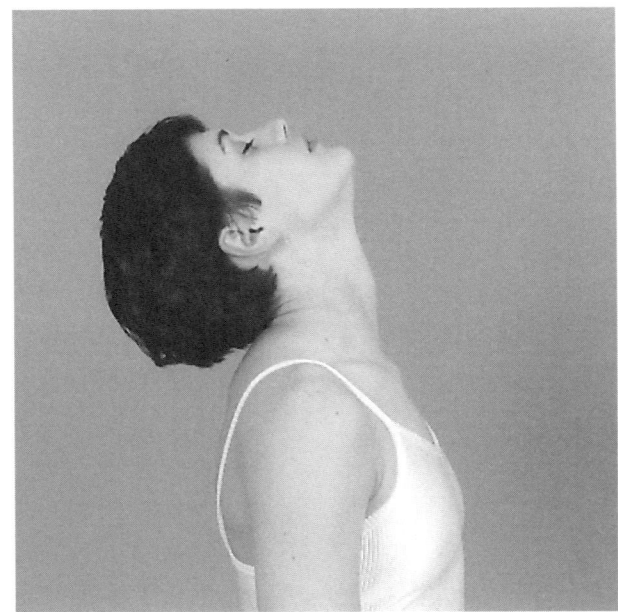

◆ Nehmen Sie Ihre bevorzuge Position ein – stehend, kniend oder sitzend. Machen Sie die Wirbelsäule und den Hals lang. Halten Sie das Kinn gerade.

◆ Senken Sie das Kinn zum Brustbein – möglichst nahe der Kehlkopfgrube. Bewegen Sie den Kopf isoliert. Das heißt, daß sich nur der Kopf bewegt, nicht der restliche Körper. Achten Sie dabei, daß die Wirbelsäule gerade und aufrecht bleibt.

◆ Halten Sie diese Position 30 Sekunden, und fühlen Sie, wie die Nacken- und die oberen Rückenmuskeln gedehnt werden. Eine angenehme Dehnung vom Nacken bis hinunter in den Lendenbereich ist fühlbar.

◆ Lösen Sie die Übung langsam auf, und rollen Sie den Kopf, Halswirbel für Halswirbel, zurück in seine Ausgangsposition.

◆ Kontrollieren Sie wieder Ihre Körperhaltung. Ist die Wirbelsäule noch gerade? Ist der Hals gestreckt und entspannt? Dann beginnen Sie mit der zweiten Phase.

◆ Führen Sie zuerst das Kinn hoch. Strecken Sie es so hoch wie möglich, ohne den Kopf zu sehr in den Nacken zu legen. Wenn Sie den höchsten Punkt mit dem Kinn erreicht haben, neigen Sie den Kopf vorsichtig in den Nacken.

◆ Atmen Sie ruhig und gleichmäßig, und halten Sie die Position 30 Sekunden.

◆ Lösen Sie diese Stellung genauso langsam auf, wie Sie sie eingenommen haben, und kehren Sie zur Ausgangsposition zurück. Kontrollieren und fühlen Sie Ihre Haltung, und nehmen Sie jeden Wirbel einzeln wahr.

◆ Wiederholen Sie die Übungen 3mal.

Nicht das Neigen in den Nacken ist wichtig, sondern das Hochstrecken des Kinns! Wenn Sie das Kinn zur Brust führen, können Sie beide Hände auf den Hinterkopf legen und dadurch die Dehnung unterstützen.

BITTE NICHT VERGESSEN...

ENTSPANNUNG GEHÖRT DAZU —

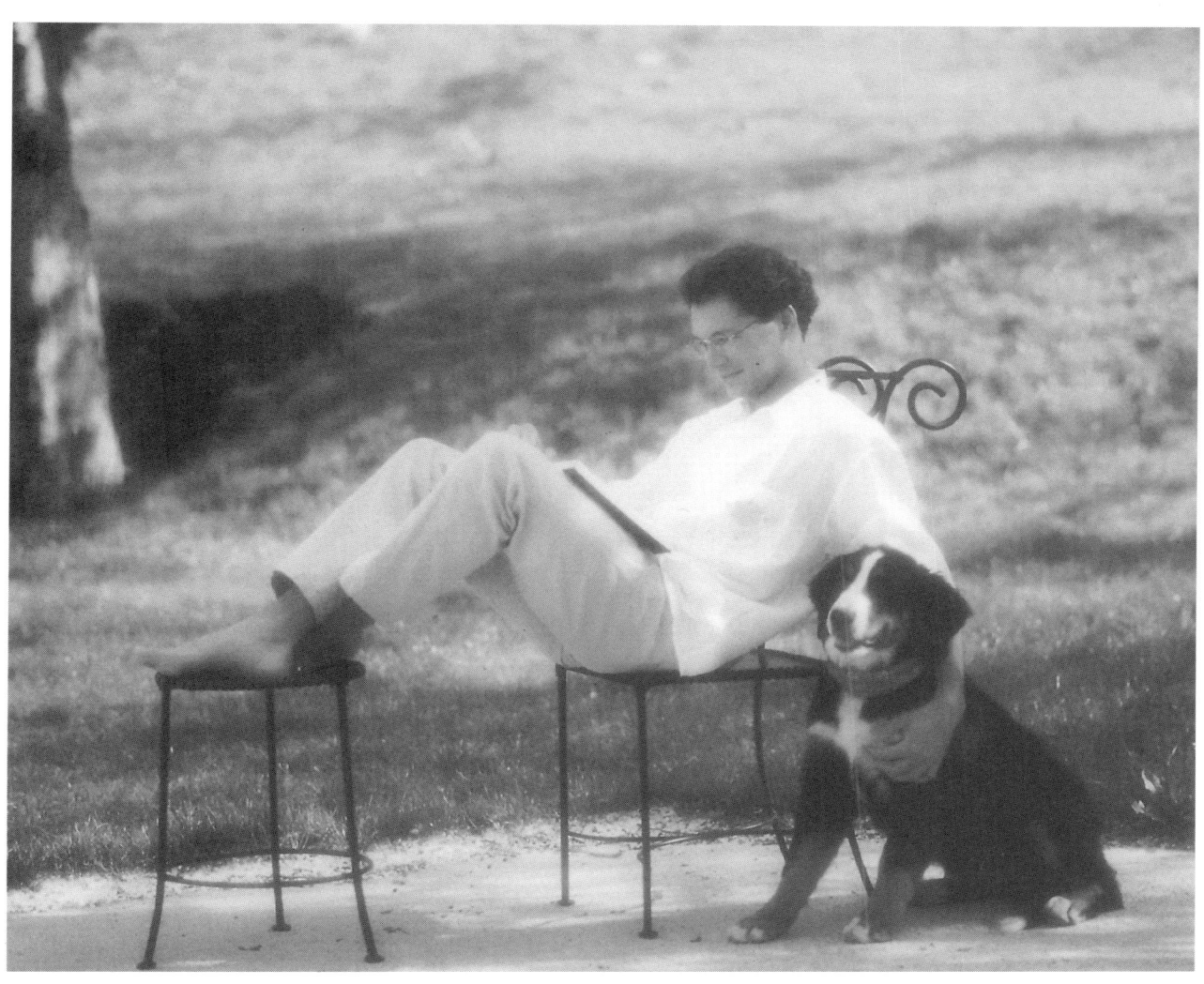

Neben physischen Gründen können auch psychische Belastungen wie Sorgen, Probleme und Streß Rückenschmerzen verursachen. Sogar Wetterveränderungen können einen Einfluß auf unser Wohlbefinden haben.

Jährlich erkranken unzählige Menschen an den Folgen von Überlastung und Überforderung. Jährlich sterben Tausende an den Folgen von Streß. Fehlende Entspannung fördert diese Zivilisationserkrankungen.

Ruhe, Ausgeglichenheit, Entspannung, die Fähigkeit, abschalten zu können, seine eigenen Ängste und Sorgen zu bewältigen, einen Lebensraum zu schaffen, in dem jeder einzelne sich entfalten kann, in einem Umfeld zu leben, das auf Respekt und Akzeptanz beruht – das sind wesentliche Voraussetzungen für das allgemeine Wohlbefinden eines jeden Menschen. Sicher kann diese Liste nach unseren individuellen Wünschen und Bedürfnissen erweitert werden. Ruhe, Ausgeglichenheit und Entspannung sind Werte, die wir im hektischen Alltag oft viel zu wenig beachten.

Entspannung hat zwei Komponenten. Entspannung ist nötig, damit wir Körper und Geist mit neuer Energie auftanken können. Entspannung ermöglicht auch, daß wir abschalten und einfach an nichts oder nichts Beunruhigendes denken. Es gibt dazu viele Theorien. Alle funktio-

nieren auf irgendeine Weise und haben dadurch ihre Berechtigung. Dennoch verfolgen sie alle ein gemeinsames Ziel: durch Entspannungstechniken einen Zustand herbeizuführen, der in einem harmonischen Umfeld ganz normal ist: Schlafen ist unsere angeborene Entspannungstechnik. Wer gut schläft, braucht keine anderen Entspannungstechniken. Leider verhindern ungewollte und unbewußt auf uns einwirkende Störfaktoren diesen normalen Zustand.

Der Schlaf regeneriert Körper und Geist. Während des entspannenden Schlafs werden Körper und Geist von den Belastungen des Tages gereinigt. Dafür benötigt der Körper Energie. Energie, die er nur aus der Ruhe gewinnen kann. Schlafen bedeutet aber nicht immer Entspannung. Bringt der Körper in der Schlafphase zuviel Energie für Sorgen oder Probleme auf, bleibt zu wenig Energie für die Reinigung. Es bilden sich Rückstände, die schnell ausgeglichen werden müssen.

Wenn ich nicht einschlafen kann und mich im Bett von einer Seite zur anderen drehe, wende ich eine einfache Entspannungstechnik an: Ich lege mich auf den Rücken, suche mir eine angenehme Position, achte darauf, daß mich das Gewicht der Decke nicht stört, und lege meine Hände auf den Bauch. Meine ganze Konzentration bezieht sich nun auf die Atmung – Tiefenatmung, der Bauch hebt und senkt sich. Ich fühle, wie sich der Körper entspannt, wie neue Lebenskraft eingeatmet wird und beim Ausatmen alles Negative entweicht. Allein die Konzentration auf die Atmung bringt mich von den Gedanken weg, die mir den Schlaf rauben.

Damit es gar nicht soweit kommt, gibt es ein viel besseres Mittel: Bewegung an der frischen Luft – nicht nur ein bißchen Bewegung, sondern viel Bewegung. Haben Sie nicht auch nach einem harten Arbeitstag das Bedürfnis nach frischer Luft? Leider ignorieren wir oft die eigenen Zeichen oder nehmen sie nicht ernst genug. Wenn es also zu einem Engpaß kommt, können Sie diesem ganz einfach entgegenwirken: Nehmen Sie statt eines schweren Abendessens nur einen erfrischenden Salat zu sich, und machen Sie anschließend einen gemütlichen Spaziergang. Vielleicht mit einem Partner, dem Sie das eine oder andere anvertrauen können.

Es gibt noch etwas, was ausgezeichnet hilft. Ein altes Hausrezept: das kalte Fußbad vor dem Schlafengehen. Es regt die Zirkulation in Füßen und Beinen an und hat dadurch eine entspannende Wirkung.

Sorgen haben keinen Platz in den eigenen vier Wänden. Sprechen Sie mit Ihrem Partner, teilen Sie sie mit ihm. Harmonie ist wichtig, Gespräche sind wichtig, Verständnis ist wichtig. Verständnis für den anderen, Verständnis und Ehrlichkeit mit sich selbst. Wenn Sie eine Atmosphäre der Ausgeglichenheit und Harmonie schaffen, reduziert sich Streß auf ein Minimum, Sie werden gut schlafen, und Sie werden sich wohl fühlen.

Entspannung ist wichtig. Sie sorgt dafür, daß sich Verspannungen in der Muskulatur lösen. Das betrifft auch jene Muskeln, die entlang der Wirbelsäule verlaufen. Rückenprobleme können so unter Kontrolle gebracht werden. Entspannung reguliert außerdem den Kreislauf, die Herzfrequenz und den Blutdruck.

Da der entspannte Körper weniger Sauerstoff benötigt, reduziert sich die Atmung. Denken Sie an unsere Übungen: Atmen Sie immer gleichmäßig und tief.

Es ist relativ einfach, Muskelverspannungen durch Entspannungstechniken zu lösen. Es bedarf nur einiger Übung. Geben Sie daher nicht gleich auf, wenn Sie nicht sofort eine Wirkung wahrnehmen können.

Und noch etwas: Genießen Sie, was Sie tun! Haben Sie Spaß daran – und lächeln Sie. Wußten Sie, daß Sie für ein Lächeln weniger Muskeln anspannen und aktivieren als für einen ernsten Gesichtsausdruck!

MASSAGE LÖST VERSPANNUNGEN

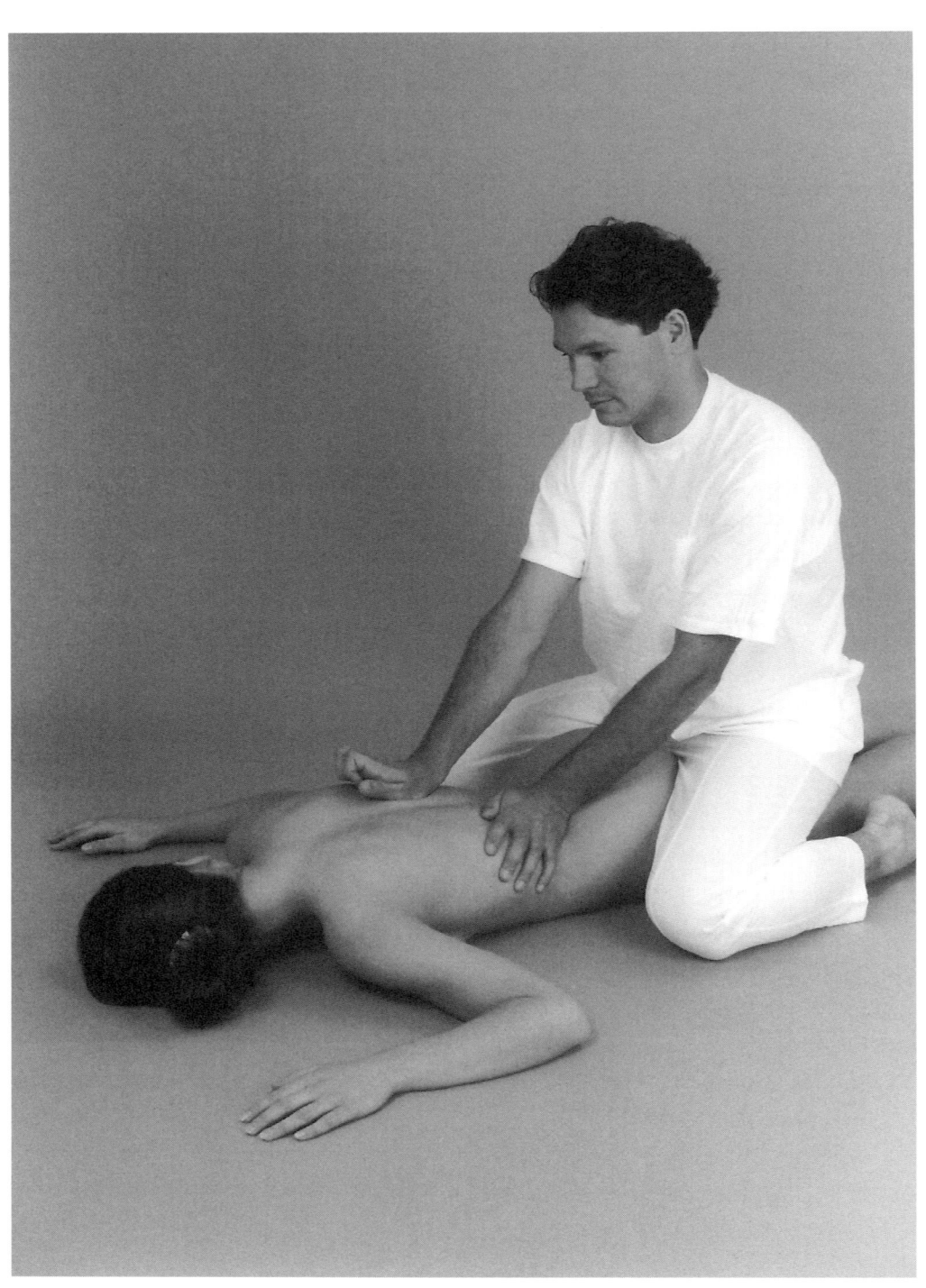

Sanftes Licht, vielleicht Kerzenlicht, frische Luft, beruhigende Musik, der Geruch von frischen Blumen, das Aroma eines orientalischen Öls. Das klingt in Ihren Ohren wie ein Rezept? Ja, das soll es auch sein, denn damit schaffen Sie eine Atmosphäre, die augenblicklich entspannt. Sie brauchen fast nichts mehr zu tun!

Bevor ich Ihnen einiges über die entspannende Massage erzähle und einige Grundbegriffe dazu vermittle, möchte ich zunächst folgendes anmerken:

Teilweise sind Beschwerden wie Stechen und Druck in der Herzgegend auf Verspannungen in der Rückenmuskulatur zurückzuführen. Warum? Die Wirbelsäule ist Ausgangspunkt zahlreicher Nervenkanäle. Daher können Verspannungen in der Wirbelsäule einen Druck auf die von der Wirbelsäule ausgehenden Nerven verursachen und so zu Beschwerden in den Organen führen, die von diesen Nervenbahnen versorgt werden. Verspannungen im Nackenbereich können zu Ohrenentzündungen führen. Migräne kann durch Verspannungen in der Nackenmuskulatur hervorgerufen werden. Sie sehen, Rückenprobleme können zahlreiche andere Erkrankungen auslösen.

Massage ist ein wunderbares Mittel, das nicht nur Muskeln entspannt und dadurch Rückenschmerzen entgegenwirkt, sie hat auch einen wohltuenden Effekt auf unser seelisches Gleichgewicht. Das Übertragen von Wärme, Fürsorge und Anteilnahme durch massierende Hände ist sicher genauso wichtig wie die Kenntnis der Massagegriffe.

Geben Sie dem Menschen, der Sie massiert und sich Ihrer Gesundheit annimmt, Ihr Vertrauen. Lassen Sie sich fallen, und genießen Sie den sanften Druck der Hände. Nur dann kann eine Massage auch wirklich gut sein.

Vertrauen schafft Entspannung

Massage hat immer mit Vertrauen zueinander zu tun. Fehlt es, wird die Massage wenig Erfolg haben. Deshalb ist Partnermassage für mich die angenehmste Form der Massage.

Der unangenehmste Teil einer Massage ist für mich, wenn die Zeit abgelaufen ist und ich aufstehen und gehen muß. Nachdem ich es endlich geschafft habe, mich nach 30 Minuten vollkommen zu entspannen, und mein Kopf frei von Gedanken ist, muß ich wieder alle Muskeln des Körpers aktivieren, vom Massagebett herunterklettern, mich anziehen und hinaus in die Welt gehen. Dabei wäre es so schön gewesen, weiter auf der Wolke der Entspannung zu schweben. Statt dessen geht es zurück zu Straßenlärm und Verkehrsstau.

Wenn ein Säugling schreit, weil er sich nicht wohl fühlt, nehmen fürsorgliche Eltern das Kind in die Arme, flüstern ihm ins Ohr, wiegen es sanft, beruhigen es durch sanftes Streichen des Halses und des Rückens. Sie geben Vertrauen und Geborgenheit. Wenn Sie ganz sanft seitlich der Wirbelsäule entlangstreichen, werden Sie erkennen, daß auch die kleinen Muskeln schon sehr verspannt sein können. Besonders dann, wenn das Kind weint. Am besten streichen Sie mit den Handflächen zärtlich den Rücken auf und ab und massieren dabei sanft die kleinen Muskeln.

Wir bestehen aus Körper und Geist

Genauso ist es bei Erwachsenen. Eine regelmäßige Rückenmassage wirkt nicht nur entspannend, sie befriedigt auch unser Bedürfnis nach Zärtlichkeit und Geborgenheit. Seien Sie ehrlich: Bekommen Sie die Zärtlichkeit und Aufmerksamkeit, die Sie sich wünschen und brauchen? Wenn nicht, lassen Sie mich einen Vorschlag machen:
Bitten Sie Ihren Partner, daß er Ihnen den Rücken massiert. Schaffen Sie eine angenehme Atmosphäre, sprechen Sie Ihre Sinne an. Und wenn Ihr Partner nicht ganz bereit dazu ist, sollte vielleicht auch er diese Seiten lesen!
Massieren klingt nach Schwerarbeit – ist es auch zu einem gewissen Teil. Aber oft benötigen wir nur Zuneigung und Zärtlichkeit, um uns entspannt und wohl zu fühlen. Wir haben beides als Kind und Säugling erhalten. Aber im Leben eines Erwachsenen ist dafür nicht immer Platz. Trotzdem brauchen wir sie, und wir haben ein Recht, danach zu verlangen. Einer meiner Freunde behauptet sogar, daß ein runder Rücken auf einen Zärtlichkeitsmangel zurückzuführen ist. Mit Sicherheit eine interessante These, die wir nicht unkritisch betrachten sollten. Zumindest sollten wir selbst entscheiden, ob wir genug Zuneigung bekommen oder nicht. Psychologen und Experten für Körpersprache können sicherlich mehr dazu sagen.
Geht es Ihnen nicht auch so: Ein angenehmes Gefühl durchströmt den Körper, wenn jemand, den Sie mögen, Sie an der Schulter berührt, den Arm um Ihre Hüften legt. Oder wenn Ihnen beim Sonnenbaden der Rücken eingecremt wird?
Also bitten Sie Ihren Partner, Ihnen einmal, vielleicht zweimal in der Woche oder täglich den Rücken zu massieren. Er benötigt dazu kein Massagediplom. Alles, was er braucht, ist ein bißchen Gefühl für Sie und Ihren Körper.
Es ist so einfach. Legen Sie sich ganz entspannt auf den Bauch. Massiert wird unter sanftem Druck der Hände, in kreisförmigen Bewegungen: die Wirbelsäule hinauf, vom Po zum Kopf. Also immer in Richtung Herz. Das hat eine anregende Wirkung auf die Durchblutung; Schad-

stoffe und Rückstände werden dadurch schneller aus dem Kreislaufsystem entfernt.

Bei Entzündungen, offenen Wunden und Fieber dürfen Sie nicht massieren. Es herrscht Massageverbot.

Massieren soll nicht schmerzen. Eine sanfte Massage wirkt entspannend, wohltuend und auflockernd. Während die harte Massage eher dazu führen kann, daß verspannte Muskeln noch mehr verspannen.

Noch ein Tip: Massageöl ist kalt und läßt uns erschrecken und verspannen, wenn es direkt auf die Haut gegeben wird. Ein guter Masseur gibt das Öl nicht direkt auf den Körper, sondern zuerst in die eigene Handfläche. Durch kurzes Reiben der Handflächen wird das Öl erwärmt. Erst dann berührt er den Körper des zu Massierenden und verreibt das Öl. Also immer das Öl zuerst in den eigenen Handflächen erwärmen.

Verwenden Sie nur soviel Öl wie nötig, damit die Hände gut gleiten. Wenn Sie zuviel Öl verwenden, rutschen Sie darauf aus und verringern den Effekt der Massage.

Wenn es Ihnen Spaß macht, andere zu massieren, lassen Sie Ihrer Kreativität freien Lauf. Der Körper besteht nicht nur aus dem Rücken. Es gibt zahlreiche Körperstellen, denen wir im Leben nicht allzuviel Beachtung schenken. Denken Sie

an die Füße, den Kopf und das Gesicht, die Hände, die Knie- und Armbeugen, den Bereich um Achillessehne und Knöchel. Vor allem den Knie- und Armbeugen sollten wir mehr Beachtung schenken. Ich bezeichne sie als Staubereiche. Hier staut sich nicht nur Blut, sondern auch Energie, und sehr oft sind diese Stellen auch stark verspannt. Besonders wirkungsvoll ist eine Therapie von Dr. Hotayama: Einfach mit dem Handrücken in die Beuge klopfen, das belebt die Energie und erhöht die Durchblutung. Danach unter leichtem Druck mit Daumen und Handballen in Richtung Herz massieren.

Vollkommene Entspannung in einigen Minuten

Versuchen Sie auch eine Handmassage, besonders wenn der Partner seelisch angespannt ist. Verreiben Sie wenig Massageöl oder noch besser Handcreme in Ihren Händen. Nehmen Sie die Hände des Partners, und massieren Sie sie. Kneten Sie die Handflächen mit Daumen und Handballen. Streichen Sie die Handrücken. Kneten Sie die Muskeln zwischen den Fingern, besonders die Muskeln zwischen Daumen und Zeigefinger. Spüren Sie die kleinen Knoten in den Händen auf, und zerreiben Sie sie – immer in Richtung Herz. Massieren Sie die einzelnen Finger, die Fingergelenke. Ziehen Sie

die Finger lang. Vergessen Sie nicht, auch das Handgelenk zu massieren.
Die Finger sind das Ende des Energieflußes. Hier ist die Durchblutung schlecht, und es kommt wieder zum Stau von Blut und Energie. Eine Massage der Hände und der Finger erhöht die Zirkulation und belebt. Dr. Hatuyama sagt: »Wenn die Hände altern, altert auch der Mensch.«

Das wichtigste für eine gute Massage ist das Gefühl, das der Masseur vermittelt. Wer nur die verschiedenen Griffe mechanisch anwendet, wird kaum helfen können. Ein guter Masseur will geben, und er will helfen. Das ist ein Vorgang, der im Kopf stattfindet, ein Lebensstil, eine Philosophie, die über die Hände in den Körper des anderen fließt – Wohlbefinden kommt dann fast von selbst.

Wichtige Richtlinien

Massieren Sie immer in Richtung Herz – also vom Po aufwärts.

Beobachten Sie die Person, die Sie massieren – aus den Gesichtszügen können Sie viele Reaktionen ablesen.

Halten Sie immer Hautkontakt – auch dann, wenn Sie von einer Seite zur anderen wechseln.

Massage darf keine Schmerzen bereiten.

Bei Fieber, Entzündungen und offenen Wunden herrscht strengstes Massageverbot.

GRUNDLEGENDE MASSAGEGRIFFE

Auf den nächsten Seiten finden Sie einige Massagegriffe zur Entspannung der Rückenmuskulatur. Wenn Sie selbst die Person sind, die an Rückenproblemen leidet, sollten Sie diese Seiten Ihrer Vertrauensperson zeigen, damit Sie die entspannenden Massagen richtig genießen können.

STREICHEN

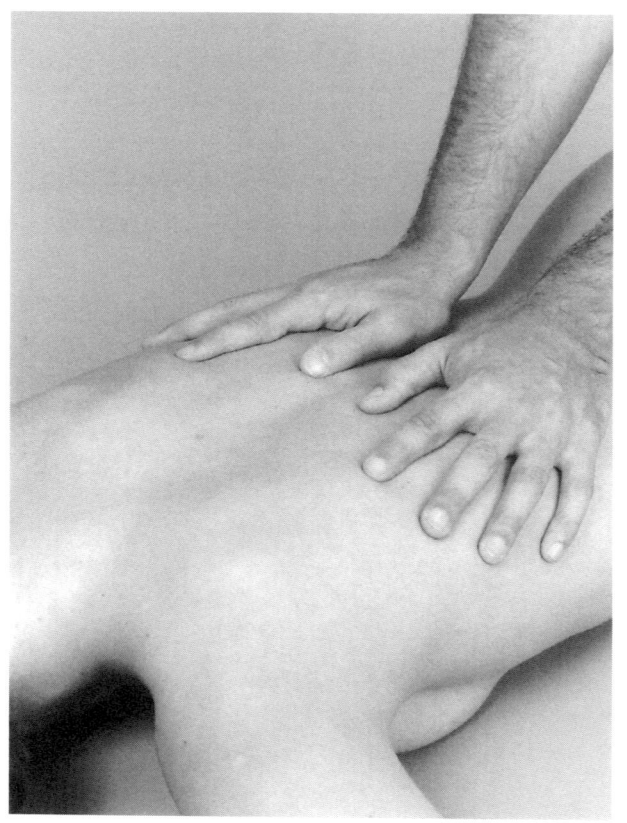 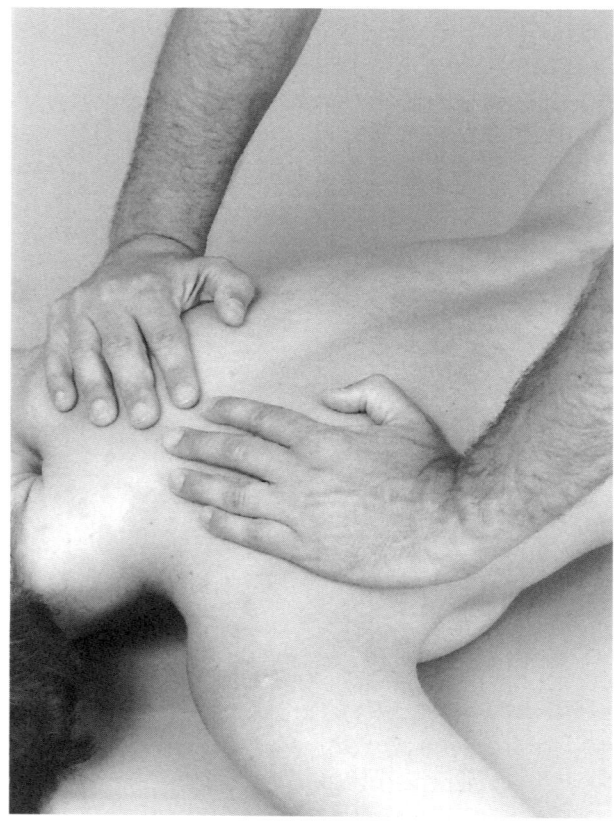

Jede Massage beginnt mit diesem Grund-griff: Mit beiden Handflächen von unten nach oben streichen. Immer seitlich der Wirbelsäule bleiben und *niemals direkt auf der Wirbelsäule massieren*. Wenn Sie am Hals angelangt sind, die Handflächen so drehen, daß die Finger zueinander zeigen. Nach außen zu den Schultern strei-chen. Dann tief ziehen und dabei die Handballen wieder Richtung Wirbelsäule drehen. Dabei mit den Fingerspitzen leich-ten Druck zwischen den Rippen ausüben.

Wenn Sie wieder seitlich der Wirbelsäule angelangt sind, mit den Handflächen nach unten in Richtung Po streichen. Betrach-ten Sie die Abbildungen, die Ihnen diese Technik anschaulich machen.
Sie können diese Streichtechnik auch nach eigenem Gefühl variieren. Eventuell ab-wechselnd zu jeder Seite der Wirbelsäule. Oder einige Wiederholungen flott durch-führen und anschließend einige Male langsamer, dafür mit etwas mehr Druck auf die Muskeln entlang der Wirbelsäule.

KREISEN

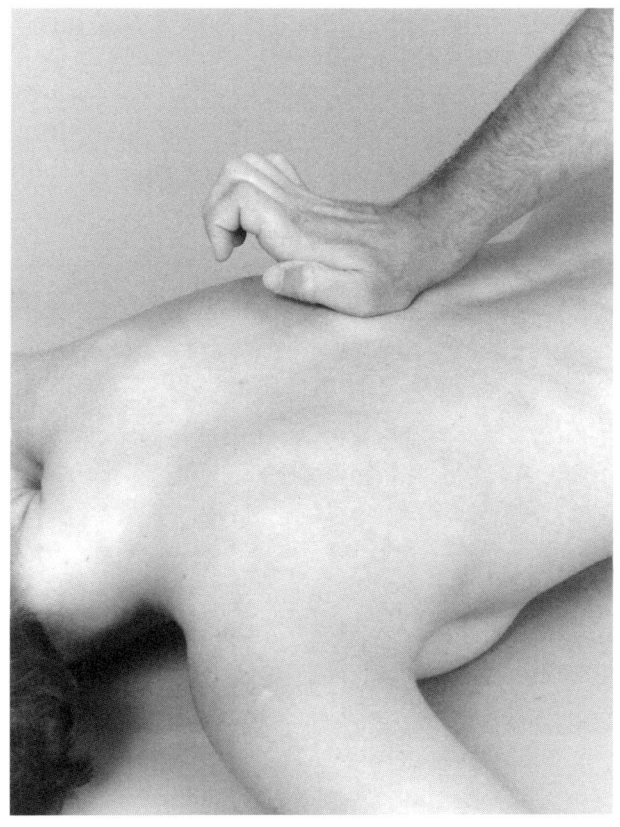

Legen Sie den Handballen einer Hand auf den Muskelstrang seitlich der Wirbelsäule.

Kreisen Sie unter sanftem Druck aufwärts. Vom Po bis hinauf zu den Schulterblättern. Führen Sie diesen Griff zu beiden Seiten der Wirbelsäule aus. Walken Sie die Muskeln entlang der Wirbelsäule richtig aus. Achten Sie darauf , daß Sie nur so viel Druck ausüben, wie es Ihrem Partner angenehm ist.

Beobachten Sie beim Massieren öfter das Gesicht der Person, die Sie massieren. Sie können dort viele Reaktionen ablesen.

Halten Sie mit der Hand, die nicht massiert, einfach Körperkontakt zu Ihrem Partner.

SPRINGBRUNNEN

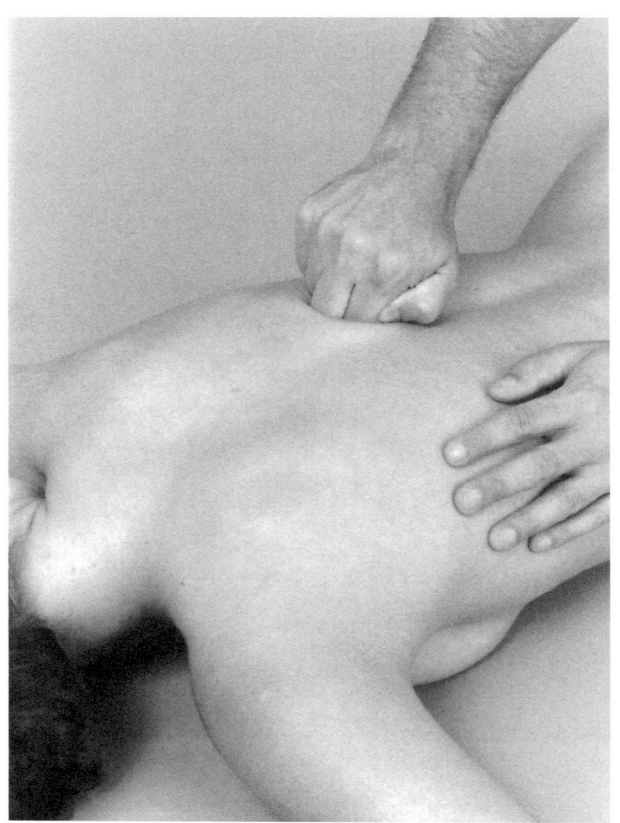

Ähnlich wie das Kreisen. Verwenden Sie aber nun Ihre Fingerknöchel. Wieder von unten bis hinauf zu den Schulterblättern. Achten Sie darauf, daß Sie nicht zu viel Druck ausüben, denn die Knöchel der Finger könnten dem Partner weh tun. *Sie dürfen niemals auf der Wirbelsäule selbst massieren.* Bleiben Sie mit den Knöcheln seitlich der Wirbelsäule. Die Kreisbewegung geht von der Wirbelsäule weg. Halten Sie mit der Hand, die nicht massiert, Körperkontakt zu Ihrem Partner.

WALKEN

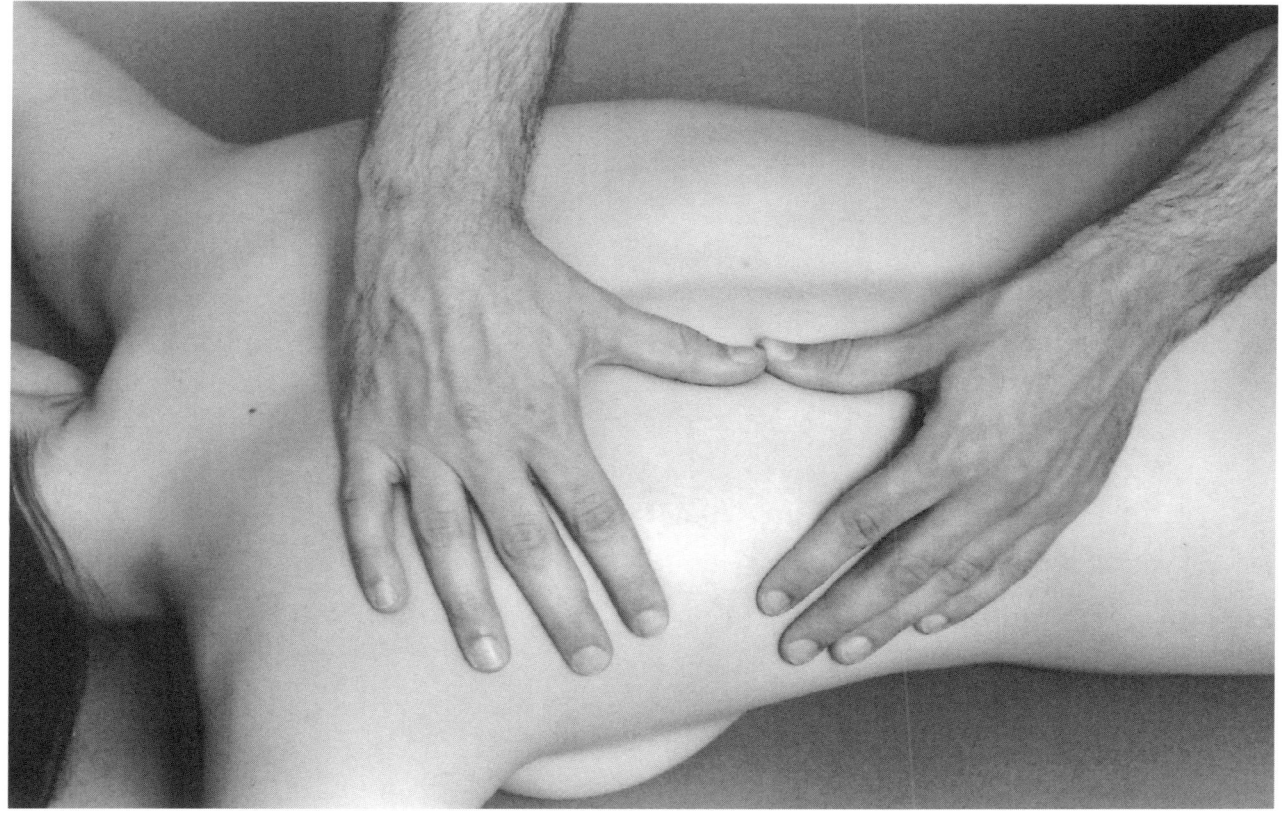

Plazieren Sie beide Hände mit abge-
spreizten Daumen seitlich der Wirbelsäule, ungefähr in Höhe der unteren
Rippen. Ertasten Sie die Rückenstrecker
entlang der Wirbelsäule. Durch Druck
der Daumen und der Handballen walken
Sie den Muskelstrang nach außen – von
der Wirbelsäule weg. Wandern Sie nach
jeder Wiederholung einige Zentimeter
aufwärts bis zu den Schulterblättern.
Massieren Sie nur dort, wo Sie die Mus-
kelstränge entlang der Wirbelsäule ertasten können.
Achten Sie darauf, daß die anderen Finger sich nicht in die Haut drücken, denn
das verursacht nur unnütze Schmerzen.

NACKEN KNETEN

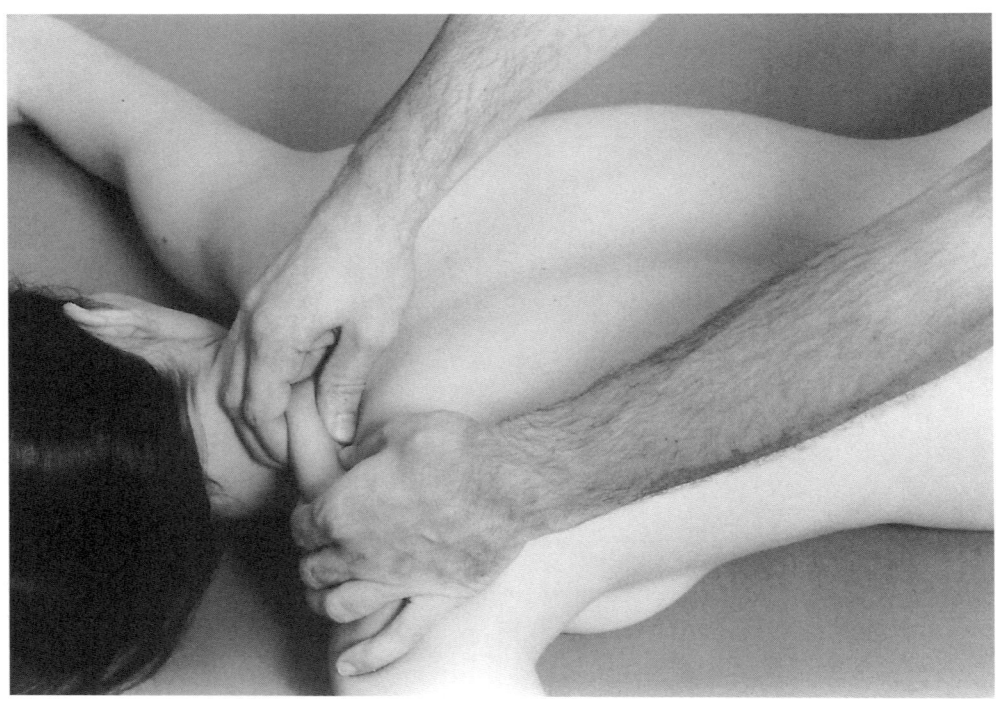

Daumen und Zeige-/Mittelfinger einer Hand umgreifen den Muskelstrang, der vom Nacken zu den Schultern verläuft. Heben Sie den Muskel etwas an, drücken Sie ihn gleichzeitig kurz zwischen den Fingern. Aber nur so stark, wie es angenehm ist. Während Sie loslassen, vollzieht die andere Hand genau dieselbe Bewegung: anheben und drücken. Es ist ein rasches Wechselspiel zwischen beiden Händen. Ist der Muskelstrang einmal angehoben, sollte er nicht mehr absinken. Kneten Sie abwärts vom Hals zu den Schultern. Bei jedem Handwechsel wandern Sie ein Stückchen zur Schulter.

Üben Sie diesen Griff einige Male langsam, bis Sie die Technik beherrschen. Sehen Sie sich auch zuerst den Muskelverlauf an, damit Sie wissen, wo Sie massieren sollen. Wenn Sie einmal mit den Handgriffen vertraut sind, steigern Sie das Tempo.
Achten Sie bitte darauf, daß Sie keine Schmerzen zufügen.
Variieren Sie diesen Massagegriff: Legen Sie zwei bis drei Finger am oberen Hals auf. Streichen Sie einige Male unter stetem Druck vom Ohr hinunter zur Schulter. Kehren Sie dann wieder zum Kneten zurück.

DIE FLIEGENDE AMEISE

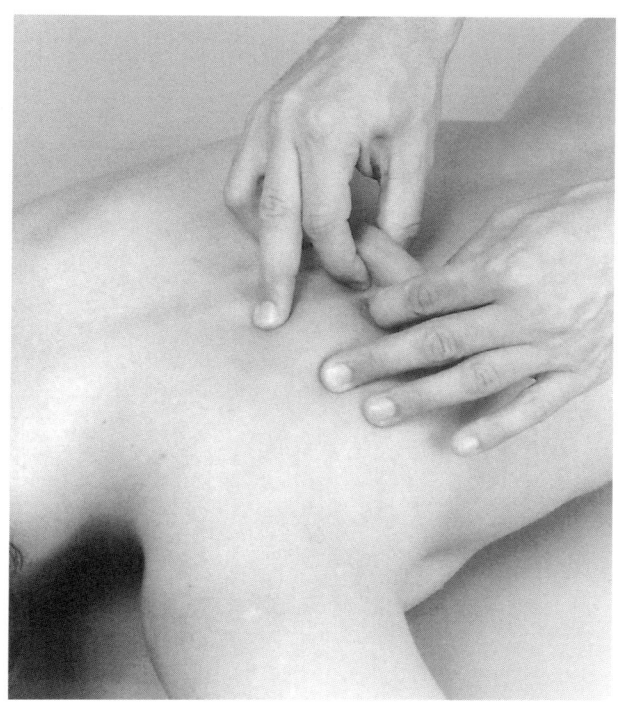 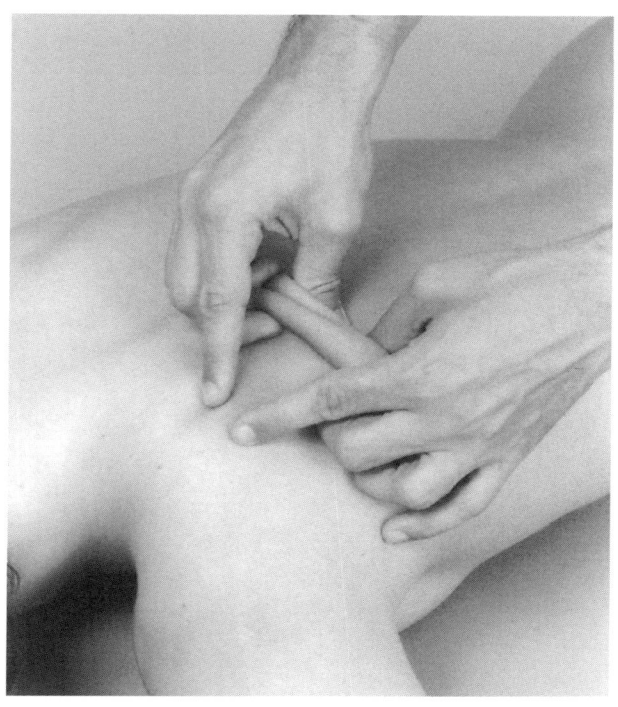

Beide Hände liegen nebeneinander auf dem Rücken. Nehmen Sie eine Hautfalte zwischen Daumen und Zeigefinger.

Schieben Sie nun diese Hautfalte aufwärts Richtung Kopf, indem Sie mit den anderen Fingern unterstützen.

RÜCKEN KLOPFEN

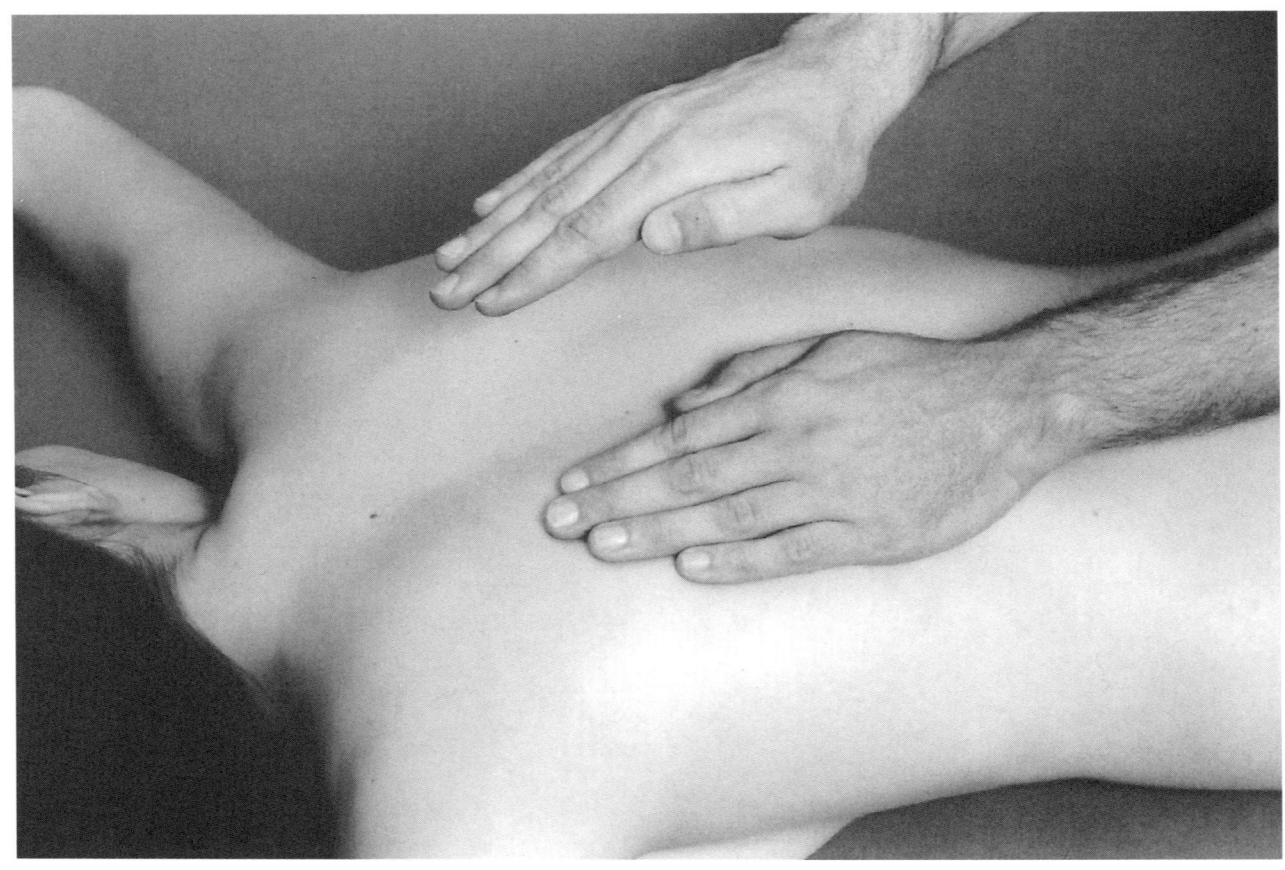

Legen Sie die Finger eng aneinander, und formen Sie mit beiden Händen eine »hohle Hand«. Beginnen Sie abwechselnd mit der linken und der rechten Hand sanft auf den Rücken zu klopfen.
Sie werden nach einiger Zeit Ihren eigenen Rhythmus finden – er kann ruhig rasch sein. Dieses Klopfen fördert die Durchblutung im Rücken, darf aber keine Schmerzen bereiten. Wandern Sie über den ganzen Rücken: von den Rippen zu den Schulterblättern; auf der einen Seite der Wirbelsäule hinauf, auf der anderen wieder hinunter.
Wenden Sie diese Technik nicht im Lendenbereich an.

Nach dem letzten Massagegriff, dem RÜCKEN KLOPFEN, kehren Sie noch mal zum KREISEN zurück, wiederholen den Griff einige Male zu beiden Seiten der Wirbelsäule und beenden die Massage mit einigen beruhigenden Wiederholungen des STREICHENS.

Durch Ihre Anteilnahme und Fürsorge haben Sie Ihrem Partner sehr geholfen. Zerstören Sie das gute Gefühl nicht, indem Sie sagen: »So, das war's dann!« Decken Sie Ihren Partner mit einer Decke sanft zu, und erlauben Sie ihm, den Genuß der entspannenden Massage noch ein wenig länger zu genießen.

Noch ein Tip, den ich unbedingt wiederholen möchte: Es sind nicht nur die Massagegriffe, die zur Entspannung führen. Es ist auch die Einstellung, die durch die Hände in den anderen Körper übergeht.

KLEINE HALTUNGSSCHULE

Eine schlechte Körperhaltung belastet Muskeln, Gelenke, Bänder, Knochen und führt unwiderruflich zu Abnutzungen an der Wirbelsäule. Die Hauptursachen sind Einseitigkeit und schlechte Gewohnheiten. Kinder bis zum schulfähigen Alter haben meist noch eine gesunde Haltung. Doch im Laufe der Jahre beeinflussen sowohl physische als auch psychische Faktoren die Haltung, so daß wir sie wieder ganz neu lernen müssen. Sich bewußt zu werden, wie man steht, geht und sitzt, wie man Lasten hebt, noch ehe eine schlechte Gewohnheit daraus wird, ist für uns alle wichtig – und noch viel mehr für Menschen mit Rückenproblemen.

Die folgenden Tips für richtiges Sitzen, Stehen und Heben von Lasten sollen Ihnen helfen, die täglichen Verrichtungen bewußt zu kontrollieren und Ihren Rücken zu schützen.

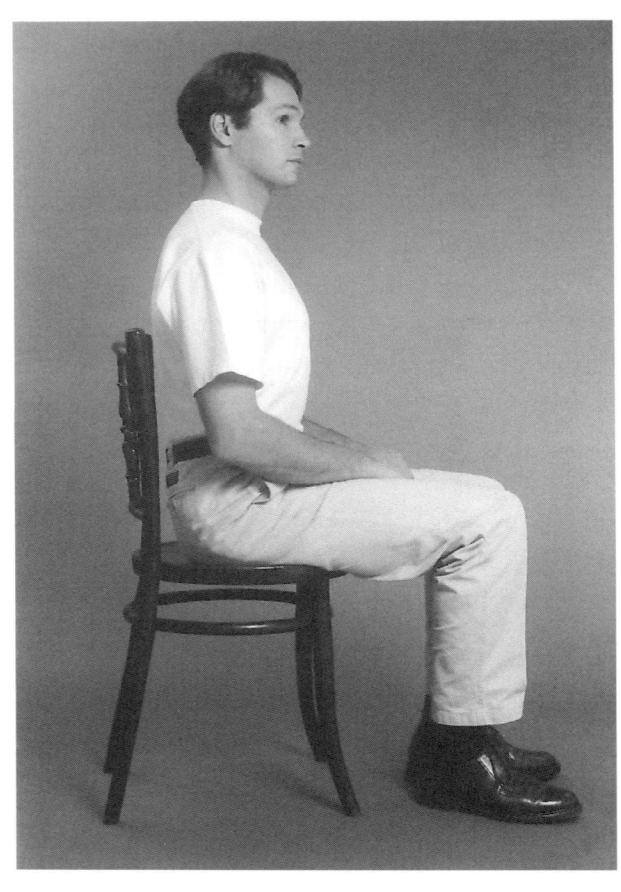

So SITZEN Sie richtig

Die Füße stehen leicht geöffnet am Boden, in den Knien ist ein rechter Winkel. Das Becken ruht weit hinten auf der Sitzfläche und ist angekippt, wodurch die Lendenwirbelsäule entlastet wird. Das Brustbein ist leicht angehoben. In dieser Position ist kein Bereich der Wirbelsäule unnötig belastet. Die Schultern und der Nackenbereich bleiben schmerzfrei und locker.

Wenn Sie am Schreibtisch arbeiten, legen Sie die Unterarme auf der Tischfläche auf. Neigen Sie dabei den Oberkörper mit geradem Rücken leicht nach vorn. Der untere Körperbereich, von der Hüfte abwärts, bleibt unverändert. Ein schräges, keilförmiges Kissen auf der Sitzfläche unterstützt diese richtige Sitzhaltung.

Erlauben Sie Ihrer Wirbelsäule etwas Entspannung, indem Sie für gewisse Tätigkeiten – zum Beispiel beim Telefonieren – aufstehen und sich ein wenig bewegen. Denken Sie auch daran, von Zeit zu Zeit den Körper zu strecken. Machen Sie vorrangig Dehnübungen für die Brustmuskulatur.

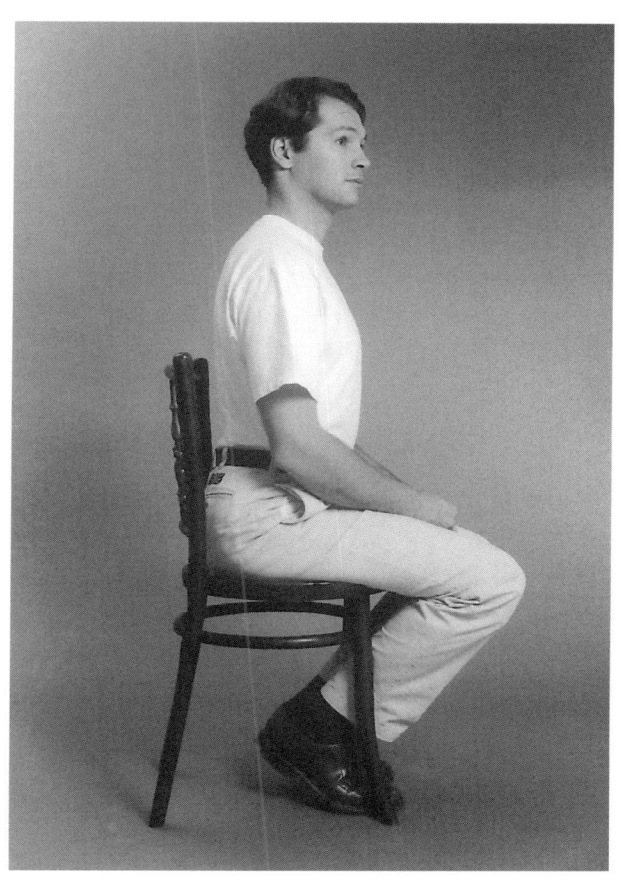

Falsch
Die Beine hängen unter dem Stuhl. Dadurch kippt die Beckenachse nach unten, im Lendenbereich entsteht eine verstärkte Krümmung der Wirbelsäule. Die Muskeln in der Lendengegend sind angespannt und verkürzt. Die Brust ist herausgestreckt, Schultern und Nacken sind verspannt.

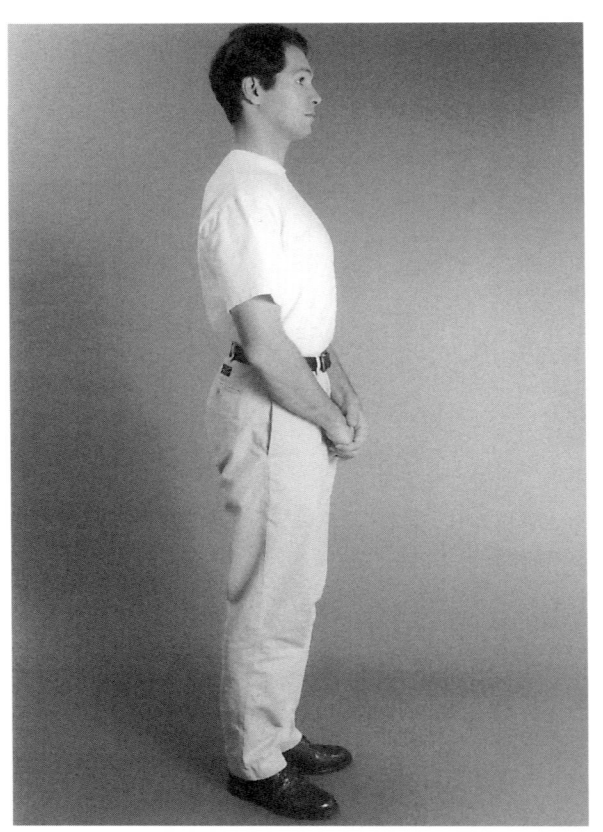 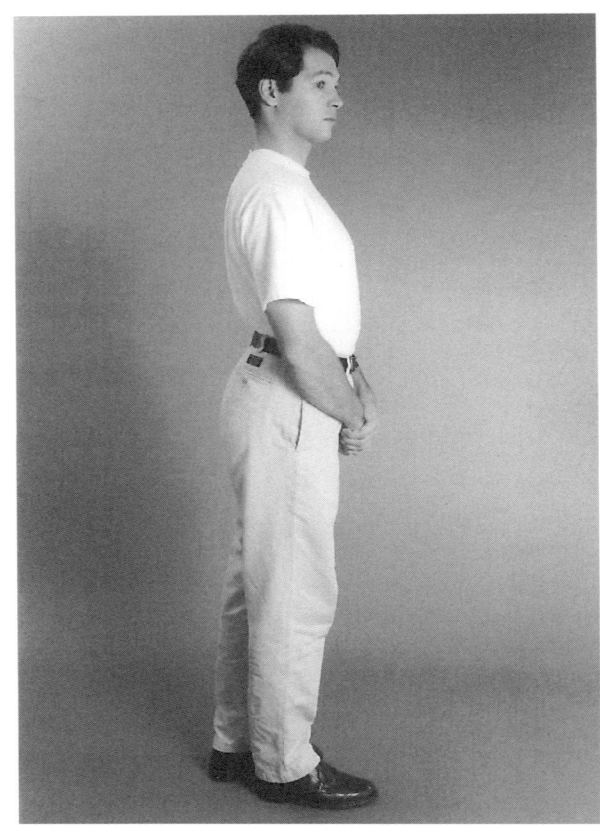

So STEHEN Sie richtig

Das Becken ist angekippt, dadurch erhält die Lendenwirbelsäule ihre natürliche Krümmung. Das Brustbein ist angehoben, Schultern und Nacken sind entspannt. Wer lange stehen muß, sollte seine Position so oft wie möglich verändern. Aber immer dabei auf die richtige Standposition achten: Nicht durchhängen und in der Lendenwirbelsäule nachgeben. Sie müssen das Gefühl haben, daß Ihr Körper aufrecht und groß ist.

Falsch

Der Po steht heraus, das Becken kippt nach unten: Die Muskeln im Lendenbereich sind verspannt, die Belastung auf die Lendenwirbelsäule ist unnötig hoch. Die Brust ist herausgestreckt: Die Schultern und die Nackenmuskulatur sind verspannt und schmerzen nach einiger Zeit.

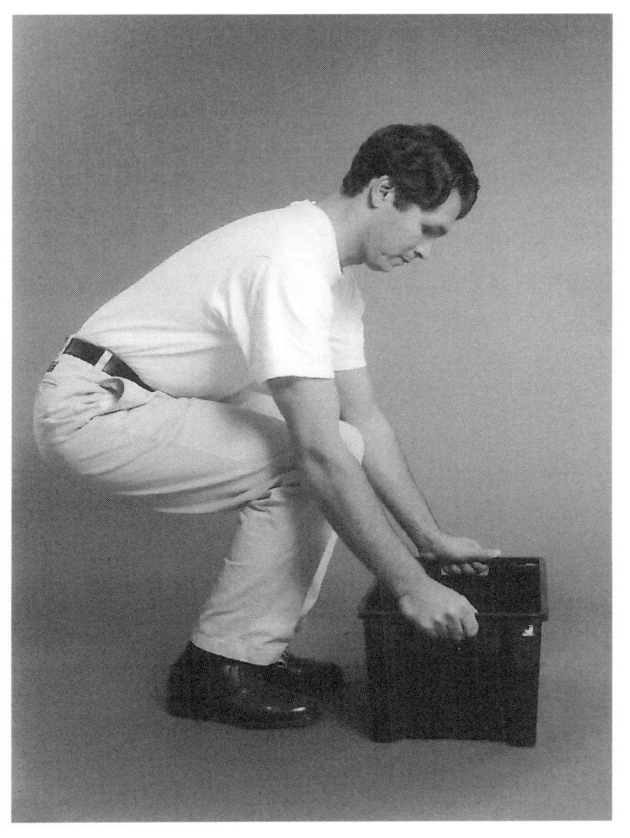

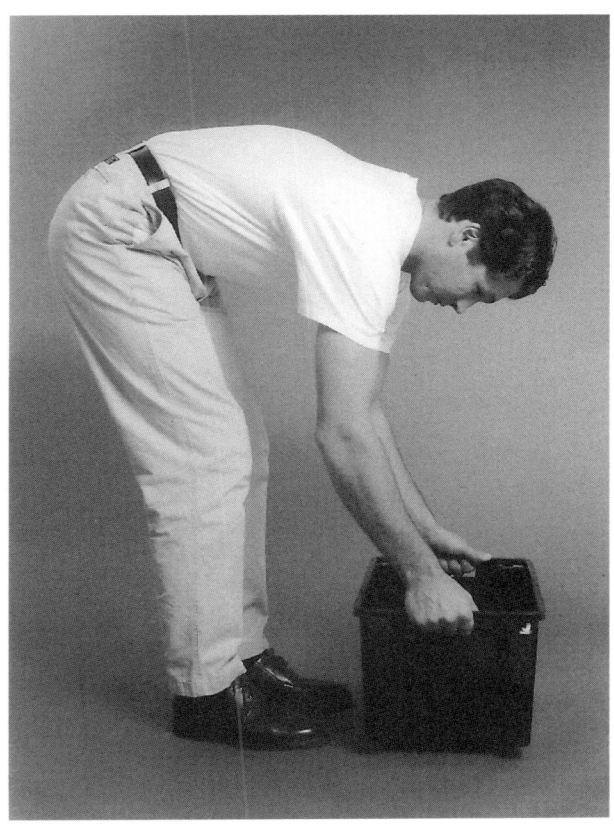

So HEBEN Sie Lasten richtig hoch

Durch falsches Heben passieren die meisten irreparablen Schäden an der Wirbelsäule – besonders gefährdet ist der Lendenbereich.

Die Knie beugen, den Po herausstrecken und den Rücken gerade halten. Halten Sie das Gewicht nahe am Körper, und heben Sie die Last durch Strecken der Beine hoch – wie ein Gewichtheber. Reduzieren Sie, wann immer möglich, das Gewicht: Also lieber sechs Flaschen hochheben als den ganzen Kasten.

Falsch

Gestreckte Knie und eine runder Rücken. Wenn Sie so einen Gegenstand hochheben, ist die Belastung im Lendenbereich 10mal so groß wie das Gewicht, das Sie heben. Eine Last von zehn Kilogramm belastet die Bandscheiben der Lendenwirbelsäule mit 100 Kilogramm. Die Wirbelkörper pressen den weichen Gallertkern der Bandscheibe aus seiner Position – das ist der schnellste Weg zu einem Bandscheibenvorfall (siehe Abbildungen auf Seite 15).

Haltung ist immer Ausdruck des eigenen Wohlbefindens, sie drückt unseren momentanen Gefühlszustand aus. Die Körperhaltung spiegelt Lebensfreude genauso wie Enttäuschung und Depression wider. Ein aktiver Lebensstil und Freude am Leben sind ebenso wichtig wie eine richtige Körperhaltung und ausgleichende Gymnastik. Ich glaube daran, daß Erkennen meist Änderung bewirkt! Wenn Sie erkannt haben, was Sie falsch machen, liegt es in Ihrem eigenen Ermessen, es auch zu ändern.

Richtige Haltung ist erlernbar. Sie müssen es nur konsequent tun und regelmäßig Ihre Körperhaltung korrigieren. Es ist wie mit den ausgleichenden gymnastischen Übungen – wenn Sie nicht regelmäßig üben, werden Sie keinen Erfolg haben.

MEINE HERAUSFORDERUNG AN SIE

Wenn Sie erfolgreichen Menschen die Frage stellen, wie sie es geschafft haben, ihre Ziele zu erreichen und so erfolgreich zu sein, werden Sie mit großer Wahrscheinlichkeit eine ganz einfache Antwort erhalten: »Ich habe mir ein Ziel gesetzt, und ich habe daran gearbeitet, konsequent!«

So ist es auch mit der Gesundheit. Sie selbst müssen sich entscheiden, daß Ihr Ziel Gesundheit heißt. Alles, was Sie jetzt noch dazu beitragen, ist, Ihr Ziel auch konsequent zu verfolgen. Das heißt, daß Sie regelmäßig etwas für Ihr Wohlbefinden tun. Bilden Sie sich weiter, lesen Sie das eine oder andere Buch, besuchen Sie ab und zu Seminare.

Das wichtigste aber ist: Machen Sie gymnastische Übungen – täglich.

Ich wünsche mir, daß Sie von nun an täglich nach einem Ausgleich suchen. Ich weiß, daß ich Gefahr laufe, mich zu wiederholen. Doch lassen Sie es mich noch ein letztes Mal betonen. Ich möchte nämlich sicher sein, daß Sie diesen Leitsatz befolgen:

Nur einmal ausgleichende Übungen zu machen, hilft nicht. Ab und zu etwas tun, ist schön, hat aber wenig Erfolg. Wenn Sie tatsächlich Änderungen erreichen möchten, müssen Sie konsequent sein und täglich etwas tun.

Verpflichten Sie sich noch heute, täglich I5 Minuten verschiedene Übungen aus diesem Buch zu machen. Sie werden sehen, daß sich erste Erfolge schon nach kürzester Zeit einstellen.

Wie Sie wissen, gibt es viele Wege und Theorien zur Rückengymnastik. Alle haben in der einen oder anderen Form recht – solange es hilft. Unterschreiben Sie nicht jedes Rezept blind, übernehmen Sie nicht einfach jede Theorie.

Genauso soll es mit den hier vorgestellten Übungen sein. Übernehmen Sie nicht einfach jede Übung blind. Achten Sie vielmehr auf sich selbst und auf Ihren Körper.

Finden Sie selbst heraus, was und welche Übungen Ihnen helfen. Wenn etwas keinen Sinn ergibt und Sie nicht näher an Ihr Ziel Gesundheit bringt – vergessen Sie es ganz schnell, und versuchen Sie dafür etwas anderes. Wenn Sie aber eine Übung finden, die Ihnen hilft und guttut, dann wenden Sie sie auch konsequent an – täglich.

Körperliche gymnastische Übungen waren schon immer ein wichtiger Bestandteil jeder Kultur. Es ist also nicht immer nötig, das Rad neu zu erfinden. Viel wichtiger ist es, von den Dingen zu lernen, die bereits vorhanden sind.

Die hier vorgestellte sanfte Gymnastik hat viele Vorteile. Der Körper wird nicht unnütz mit Gewichten belastet und dadurch mehr geschädigt. Verspannungen werden gelöst, verkürzte Muskeln aufgelockert und gedehnt. Muskelgruppen, die durch Einseitigkeit kaum belastet sind, werden gestärkt und reaktiviert.

Die Übungen helfen aber auch Ihrer Figur. Durch Stretching wird Fettgewebe abgebaut und Muskelgewebe schonend aufgebaut. Also zwei Fliegen auf einen Schlag! Wenn Sie regelmäßig üben, wird nicht nur Ihre Wirbelsäule weniger schmerzen, Sie werden auch einen geschmeidigen Körper erhalten.

Viele von uns haben einige Kilos zuviel. Die Muskeln des Körpers sind nicht immer kräftig genug, um diese zusätzliche Last Tag für Tag zu bewältigen. Die Folgen sind Ihnen schon bekannt: Abnutzungen an den Gelenken und an der Wirbelsäule. Schmerzen, die wir anfangs akzeptieren, später aber behandeln müssen. Dabei wäre alles so einfach, wenn wir von Anfang an darauf achten würden, ein natürliches Leben zu führen. Einige überschüssige Pfunde abzuspecken hilft nicht nur Ihrer Gesundheit, sondern auch Ihrer Wirbelsäule.

Essen Sie viel öfter Rohkost in Form von frischem Obst und Gemüse. Jeder zweite Tag ein Rohkosttag vollbringt wahre Wunder für Körper und Seele. Machen Sie, sooft es Ihnen möglich ist, einen flotten Spaziergang an der frischen Luft. Gehen Sie rasch, damit Sie etwas außer Atem geraten und Ihr Kreislauf in Schwung kommt. Atmen Sie soviel frische Luft wie möglich – und Ihr Inneres wird sich wie von selbst reinigen.

Das sind meine Wünsche und Hoffnungen, die ich mit Ihnen teilen möchte:

Tägliche Gymnastik – gesunde Ernährung – viel Bewegung an der frischen Luft.

Abschließend bedanke ich mich bei Ihnen dafür, daß ich für einige Zeit Ihr Wegbegleiter sein durfte. Ich möchte Ihnen auch in Zukunft zur Seite stehen. Damit Sie wirklich täglich motiviert sind, Ihre Übungen zu machen, haben wir ein Videoband produziert. Es besteht aus mehreren Übungseinheiten, die Ihnen Abwechslung bringen, und es liefert mich als Ihren persönlichen Trainer direkt ins Haus. Es gibt auch ein halbjährliches kostenloses Informationsblatt. Ich würde mich freuen, wenn wir miteinander in Kontakt bleiben könnten. Vielleicht treffen wir uns persönlich auf einem der Seminare, oder Sie schreiben mir, was Ihnen geholfen hat und was Sie täglich für Ihre Gesundheit tun. Lassen Sie uns den begonnenen Dialog auch in der Zukunft fortsetzen.

Meine Adresse:
Andy Fumolo
Postfach 143
A 2340 Mödling

Erlauben Sie mir, mit dem folgenden Zitat zu schließen:

Der französische Marschall Lyautey wollte einen ganz besonderen Baum pflanzen. Sein Gärtner aber sagte, daß dieser Baum nicht geeignet sei, da er nur langsam wachse und erst in einhundert Jahren seine Reife erreiche. Worauf der Marschall antwortete: »In diesem Fall dürfen wir keine Zeit verlieren. Pflanzen Sie den Baum noch heute nachmittag!«

Danke

Karen – Danke für deine tiefe Freundschaft.
Evelyn Hruby, Nini, Natasha, Andrea, Barbara,
Liliana, Jim Barbic und Dr. Jun Hatoyama

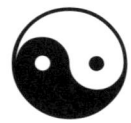

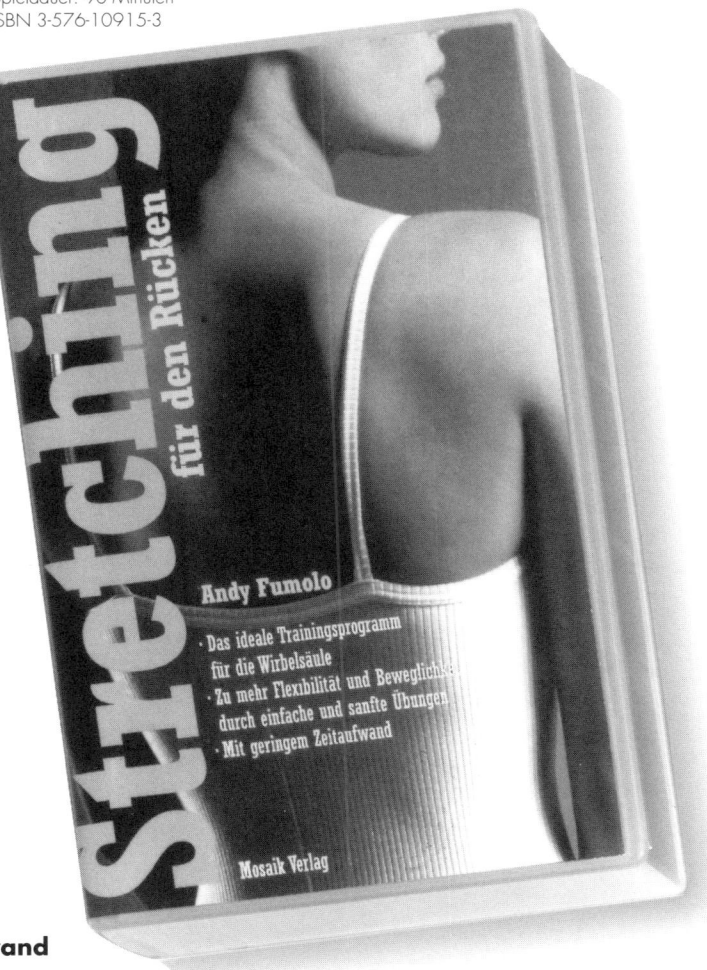